태어났을 때 주민등록번호 2번과 4번을 받은 사람,
스스로를 여성이라고 생각하는 사람,
여성의 몸과 삶을 이해하고 싶은
모든 사람을 위한 책이에요.

윤정원

연세대학교 의과대학을 졸업하고 동 대학에서 산부인과 전문의를 수료했다. 국립중앙의료원 산부인과 전문의이며, 성적권리와 재생산정의를 위한 센터 셰어(SHARE) 기획 위원으로 활동하고 있다. 성폭력 피해자 진료와 성소수자 진료, 낙태죄 폐지 등 여성주의 의료와 여성 건강권에 대한 목소리를 꾸준히 냈으며, 2018 양성평등주간 여성가족부장관상을 수상했다. 함께 지은 책으로는 『우리가 만드는 피임사전』『의사가 말하는 의사』『배틀그라운드』『불편할 준비』 등이 있다.

김민지

한때 책에서 페미니즘을 배웠고 이를 완전히 잊어버렸다고 생각했을 때, 동네에서 페미니즘을 다시 만났다. 동네 사람들과 커피를 마시고 수다를 떨고 때로 싸우며 페미니즘을 이야기한다. 초록상상을 거쳐 여성환경연대에서 일하고 있으며 생태와 몸 인권을 주제로 활동하고 있다. 함께 지은 책으로는 『외모 왜뭐』『원하는 모습으로 살고 있나요?』가 있으며, 〈경향신문〉 '시선'에 기고 중이다.

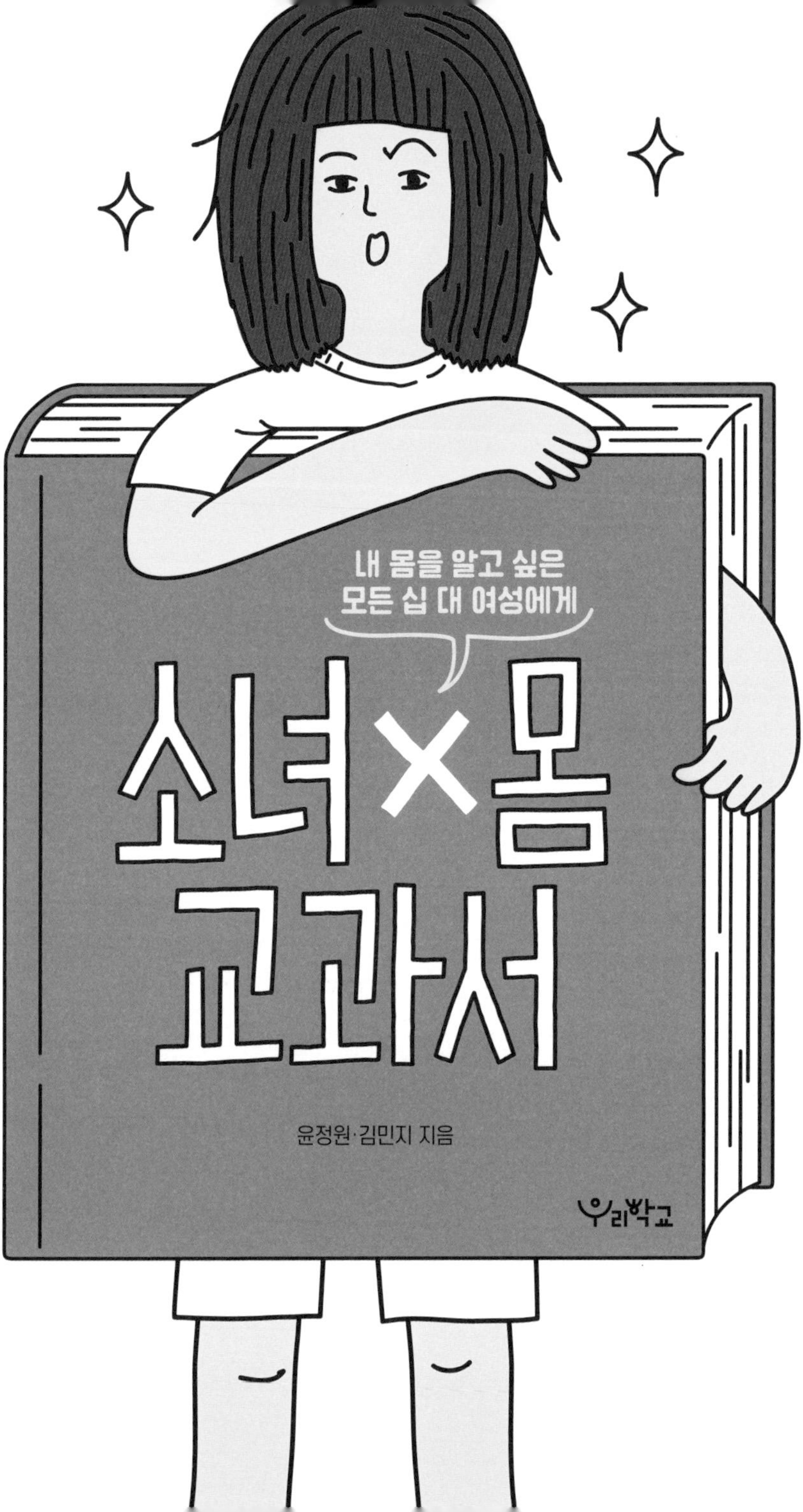
내 몸을 알고 싶은
모든 십 대 여성에게
소녀×몸
교과서
윤정원·김민지 지음
우리학교

내 몸 그리고 평등한 관계 맺는 법을
재미있고 친절하게 안내하는 이 책과 함께,
누구도 대신할 수 없는 나와 내 몸의 권리를
자신 있게 이야기할 여러분을 응원합니다!

_**나영**(성적권리와 재생산정의를 위한 센터 셰어[SHARE] 대표)

내 몸 이야기로 시작해
관계의 문제로 힘들어하는 이들에게
방향을 제시하며 위로까지 건네는
따뜻한 책이다.

_**이설희**(국어 교사, 전교조 여성위원회)

여성의 몸을 이해하는 다정하고
따스한 눈길과 책임감 있는
정보가 충실히 담긴 이 책을 펼치는 순간,
내 몸을 보는 시선이 달라질 것이다.

_**서영미**(서울특별시교육청 성인권정책전문관, 『외모 왜뭐』 공저자)

우리는 나이와 관계없이 원하는 대로 느끼고
움직일 수 있어요. 이 책이 말하듯이 당신에게
성이 수치도, 혼란도, 두려움도 아니기를 바랍니다.

_**양지혜**(청소년 페미니스트 네트워크 위티 활동가)

몰랐던 점은 친절히 설명하되
잘못된 통념은 단호히 쳐 낸다.
일률적인 성교육을 넘어 사회에서 여성이
어떻게 스스로를 보살펴야 하는지
명확하게 알려 주는 책이다.

_**홍상지**(〈중앙일보〉 기자, 팟캐스트 듣똑라 진행자)

아는 것이 힘이다!
몸과 성에 대해 제대로 알고 싶은
모든 이를 위한 혁신적인 성교육 책입니다.

_**이명화**(아하!서울시립청소년성문화센터장)

학교에서도 몸에 집착하거나
몸을 미워하도록 내몰린 여학생들을
늘 만난다. 이 책을 통해 여성 어린이와
청소년들이 몸을 있는 그대로 받아들이며
자신과 온전한 관계를 맺을 수 있기를.

_**솔리**(페미니스트 초등 교사, 『페미니스트 선생님이 필요해』 공저자)

성교육이 꼭 필요하다고 생각해도
막상 어디부터 어떻게 시작할지 몰라
고민하거나, 물 건너온 성교육 책에 왠지 모를
정서적 거리감을 느껴 온 우리에게
딱 맞는 책이 드디어 나왔다.

_**심에스더**(성교육 강사, 『이런 질문, 해도 되나요?』 공저자)

평생을 함께할 베스트 프렌드처럼 내 몸을 이해하고 변화를 준비할 수 있는 좋은 길잡이를 만나 반갑다! 초경을 시작하는 소녀들은 물론, 몸 교육을 받지 못한 어른들에게도 두루 좋은 안내서로 추천한다.

_**심윤미**(루나컵 대표)

'내 몸을 알고 싶은 모든 십 대 여성' 뿐만 아니라 여성의 몸에 관해 잘 안다고 착각하는 십 대 남성과 당연히 가르쳐야 할 것을 가르치지 않았던 모든 어른이 함께 읽어야 할 책이다.

_**박종훈**(산청간디학교 교사)

친구처럼 가볍고 편안하게, 언니처럼 믿음직하고 친절하게, 선생님처럼 과학적이고 명쾌하게 들려주는 우리의 몸 이야기!

_**장병순**(보건 교사)

이 책을 읽고 포괄적 성교육이 왜 필요한지 절감했다. 한 사람의 삶에서 통합적으로 일어나는 사건들을 제대로 들여다본다.

_**김혜정**(한국성폭력상담소 소장)

조카들에게 선물해야겠다. 의사 이모가 알려 주고 싶은 내용이 알차게 들어 있는데, 심지어 포근하기까지.

_**추혜인**(살림의료복지사회적협동조합 살림의원 원장, 『왕진 가방 속의 페미니즘』 저자)

이 책은 좌충우돌하며 자신의 몸을 배웠던 여성들이 다음 세대에게 남기는 귀한 메시지다.

_**이가현**(페미니즘당 창당모임 공동대표)

소녀들을 향한 애정으로 말을 건네는 이 책은 십 대 여성들이 틀에 갇히지 않고 사회적 편견에 당당히 맞서도록 응원한다.

_**정민석**(청소년성소수자위기지원센터 띵동 대표)

섬세하고 실용적이고 씩씩하고 당당하다. 몸, 성, 사랑, 관계 그리고 평등에 관한 새로운 관점을 일러 주는 안내서. 월경을 시작한 지 30년 만에 처음으로 어떤 진통제를 골라야 하는지 제대로 배웠다.

_**손희정**(문화평론가, 경희대 비교문화연구소 연구교수)

정말 궁금한 건 왜 알려 주지 않는지 묻는 소녀들에게

저는 어릴 때부터 몸에 관심이 많았어요. 솔직히 말하면 걱정과 불만이 많았죠. 월경은 왜 이렇게 일찍 시작했는지, 다리는 왜 이렇게 굵은지, 털은 왜 자꾸 나는지 하나하나가 다 고민거리였어요. 남들은 언제 이런 변화를 겪는지, 무엇의 영향으로 몸의 변화가 일찍 또는 늦게 다가오는지, 이대로 괜찮은지 아무것도 모른 채 그저 혼자 걱정하고 불만스러웠죠.

왠지 민망해서 아무한테도 제대로 물어보지 못했기에 내 몸을 속 시원히 알지 못했고, 그런 상황에서 접한 온갖 정보는 어린 저에게 단비와 같았어요. 안타깝게도 대부분 잘못되거나 필요 없는 정보였는데 말이죠. 살 빼는 방법, 가슴을 키우는 방법, 메이크업 방법 같은 내용이 주를 이뤘죠. 지금 생각해 보면, 내 몸을 잘 알게 되기보다 도리어 미워하게 만드는 내용이었어요. 막상 진짜로 궁금한 사실은 가르쳐 주지 않았고요. 그래서 청소년의 몸과 마음 그리고 여기에 영향을 끼치는 것들에 관해 제대로 이야기하는 책이 필요하다고 생각했어요.

그렇다고 "청소년이나 여성은 이래야 해." 하고 가르치려는 건 아니에요. 우리는 모두 세상에 하나밖에 없는 존재이고 몸과 성, 생김새와 성격이 저마다 달라요. 그런데도 사회는 '어떤' 기준을 계속 이야기하고 강요하죠. 그게 편하고 쉬운 방식이라는 이유로요. 하지만 다양한 세계를 아는 일은 복잡하고 어려운 한편 놀랍고 재미있는 데다 나와 세상을 더 잘 이해하는 과정이기도 해요. 나다움과 나의 가능성을 찾아가는 과정에 이 책이 도움이 되었으면 좋겠어요.

이 책은 유네스코가 발행한 국제 성교육 가이드라인에서 만 12~15세 청소년에게 권하는 수준의 정보를 담고 있어요. 전 세계의 또래 청소년이 궁금해하는 정보일 뿐만 아니라 이 정도는 알아야 자신의 몸과 좋은 관계를 맺을 수 있다고 권하는 내용이에요. 물론 신체적·정신적·정서적 발달은 개인차가 있으므로 내용에 따라서 누군가는 전혀 관심이 없을 수도, 또는 그 이상을 알고 싶을 수도 있어요. 그러니 더 어린 나이에 이 책을 읽어도 괜찮고 그 이상의 연령도 도움을 얻을 수 있을 거예요. 부디 이 책이 여러분의 몸을 잘 이해하고 더 나은 선택을 하도록 충분한 정보를 제공하는 역할을 할 수 있기를 기대합니다.

이 책을 함께 읽는 어른들에게

만약 부모님이나 선생님께서 이 책을 먼저 읽는다면 '우리 아이가 이런 것까지 알아야 할까?' 하고 놀라실지도 몰라요. 그런데 한번 생각해 보세요. 우리가 어렸을 때 내 몸 여기저기의 정확한 이름과 역할을 일러 준 어른이 있었나요? 산부인과 정기검진을 얼마나 자주 받아야 하는지 알려 준 어른은요? 성관계를 무조건 피하라고 하는 대신, 안전한 성관계에 어떤 준비가 필요한지 조언받은 적은 있나요? 한참 뒤떨어진 성교육을 받은 우리는 수많은 시행착오를 겪었고 일찍 알아야 할 사실을 너무 뒤늦게 알았어요. 아니 어쩌면 '아직도' 모르는 사실이 있을지도요.

오늘날의 청소년들은 기성세대보다 훨씬 더 많은 정보가 필요해요. 빠르게 변화하는 환경 속에서 기회가 많아진 만큼 위해 요인도 늘어났고, 과학기술의 발달로 몸에 대한 선택지도 훨씬 다양해졌지요. 그렇다면 지금의 아이들이 알아야 할 정보의 범주가 넓어지는 게 당연하지 않을까요? 정보가 부족했던 예전과 달리 지금은 인터넷 검색만 하면 궁금한 점을 실시간으로 찾아볼 수 있는 시대예요. 그러나 정확하고 믿을 만한 정보를 제공하지 않는다면, 또래나 인터넷을 통해 오히려 부정확한 정보와

혼선을 주는 메시지를 얻을지도 모르죠.

이 책은 청소년들이 자신의 몸과 성에 관한 궁금증을 정확하게 풀고 자기만의 답을 찾게끔 기획되었어요. 아이들은 늘 어른을 지켜보지요. 아이들에게 서로 존중하는 관계를 가르치려면 어른부터 다른 사람을 존중해야 해요. 여러분 자신도 성적 존재라는 사실을 인정하고, 아이들과 성에 관해 대화하기를 부끄러워하지 마세요. 책의 내용을 일상생활과 연결해 질문을 던져 봐도 좋아요. "잘 (못) 했어." 같은 충고나 평가보다는 아이가 왜 그렇게 생각하는지, 그 상황에 대한 감정이 어떤지에 집중해서 대화를 나누기 바랍니다. 나의 기준이나 가치관도 여러 사회 환경 속에서 만들어진 것이지 절대적인 진리는 아니니까요.

학교에서 성교육이 어떻게 얼마나 진행되고 있는지에도 관심을 기울여 주세요. 만약 교육 내용이 불충분하다면 학교에 민원을 넣을 수 있어요. 알아야 할 것이 많아진 만큼 학교도 변화에 발맞춰야 하니까요. 모쪼록 청소년들이 자기 몸을 이해하고 받아들이며 힘을 키워 갈 수 있도록 협력하고 격려해 주세요.

몸 × 사춘기

몸 × 섹슈얼리티

몸 X 세상

부록_ 내 몸을 돌보는 습관

몸 × 사춘기

나를 이해하려면 먼저 내 몸을 알아야 해요.
몸은 생각보다 많은 것을 좌우하거든요. 사춘기가 시작되면
몸이 달라지면서 머릿속도 마음도 덩달아 뒤죽박죽되어 버리죠.
그렇지만 제대로 알면 두려움을 설렘으로 바꿀 수 있어요.
자, 지금부터 낯설기만 했던 내 몸에 한 걸음 가까이 다가서 볼까요?

2차 성징

우리는 누구나 사춘기를 맞이해요. 사춘기 하면 흔히 무엇이 떠오르나요? 고민, 변덕, 반항, 스트레스, 우정, 사랑, 성장통…… 여러 가지 다채로운 감정과 변화가 찾아오지만, 무엇보다 가장 먼저 바뀌기 시작하는 것은 '몸'이에요. 키가 커지고 몸무게가 늘어날 뿐만 아니라 몸 구석구석에서 낯선 변화가 일어나죠.

빨리 어른이 되고 싶나요? 아니면 어른 같은 건 되고 싶지 않나요? 원하든 원하지 않든, 사춘기를 지나면서 우리 몸은 점차 어른의 몸으로 변화해 갈 거예요. 몸의 변화는 천천히 드러나기도 하고, 어느 날 갑자기 찾아와서 우리를 당혹스럽게 할지도 몰라요. 하지만 지금부터 들려주는 이야기를 알고 나면 그 변화를 좀 더 자연스럽게 받아들일 수 있을 거예요.

사춘기에 늘어나는 성호르몬

호르몬은 화학적 신호를 전달하는 물질로, 여러 기관에서 만들어지고 분비되어 몸의 기능을 조절해요. 쉽게 말해 리모컨 전원을 누르면 전파를 통해 TV가 켜지고 음량 버튼을 누르면 소리가 커지듯이, 뇌에서 나오는 호르몬 중 어떤 호르몬은 갑상선으로, 어떤 호르몬은 난소로 가서 일하며 각자의 역할을 하는 거죠.

여러 호르몬 가운데 성과 관련된 생리 현상을 조절하는 호르몬을 '성호르몬'이라고 해요. 사춘기에 들어선 여성의 뇌는 난소로 규칙적인 신호를 보내고, 그러면 난소는 에스트로겐과 프로게스테론이라는 호르몬을 점점 더 많이 만들어요. 이때부터 몸에 변화가 생기고 초경이 시작돼요. 이를 '2차성징'이라고 해요.

나이별 몸의 변화

만 10세부터 만 16세까지 사춘기가 이어지는 동안 우리 몸에 어떤 변화가 일어나는지 구체적으로 살펴볼게요.

만 10~12세: 사춘기의 시작

가장 먼저 눈에 띄는 변화는 가슴에서 일어나요. 가슴이 나오면서 젖멍울이 만져지기도 하고 아프기도 해요. 여드름이 조금 늘고, 머리에서

가슴의 변화

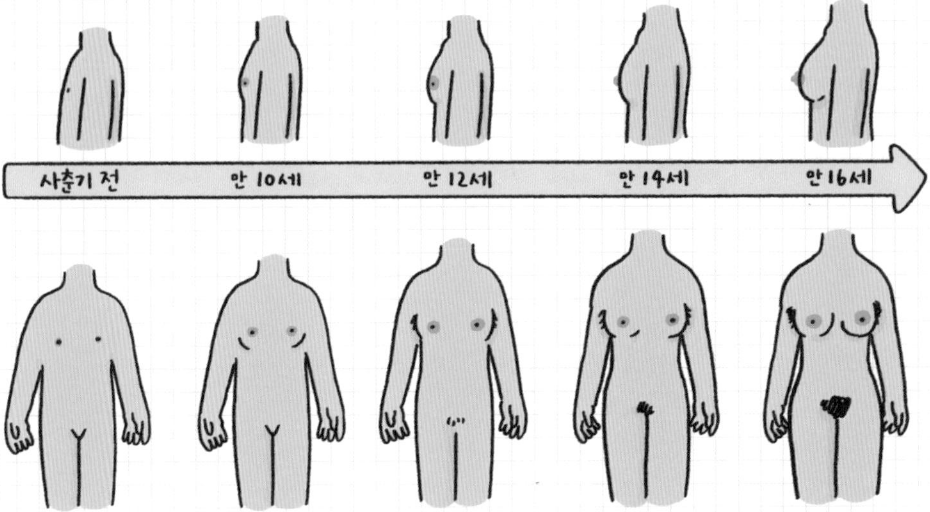

음모의 변화

자궁의 변화

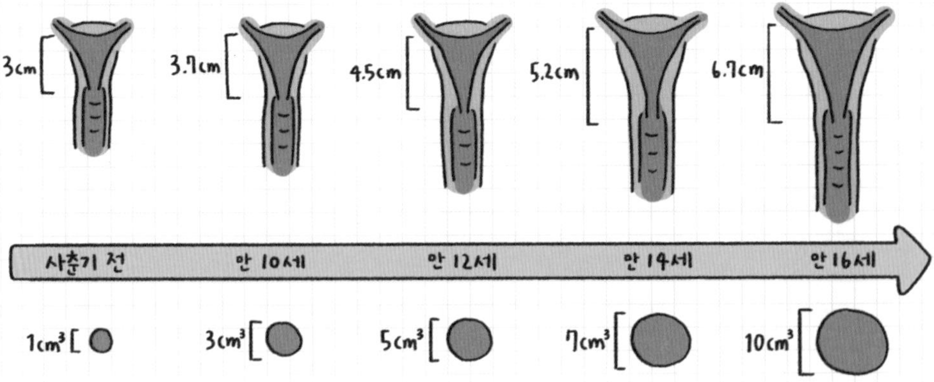

난소의 변화

는 냄새가 나서 매일 샴푸로 감아야 해요. 겨드랑이에서도 냄새가 나는데, 사춘기에 접어들면 피부 속에 있는 땀샘 중 하나인 아포크린샘이 발달하기 때문이에요. 그리고 이때 키가 제일 많이 자라니 음식을 골고루 충분히 먹고 운동도 꾸준히 해 주세요.

만 11~13세 : 음모와 초경

치골과 겨드랑이에 털이 나기 시작해요. 인중과 팔다리에 난 솜털이 점점 굵어지고 색이 진해지기도 해요. 초경, 그러니까 첫 월경은 보통 음모가 난 뒤에 시작하지만 그전에 시작할 수도 있어요. 유두(젖꼭지)도 좀 더 튀어나오고 색이 변하기도 해요.

만 14~16세 : 어른의 몸에 가까이

이제 거의 어른의 몸과 같다고 보면 돼요. 물론 생각이나 마음, 감정은 계속 변화할 거예요.

저마다 다른 변화

나이별로 몸의 변화를 살펴보았지만, 이는 평균적인 기준일 뿐이에요. 사람들의 얼굴 생김새, 머리카락 색, 키와 체형이 제각기 다르듯이 사춘기의 변화도 저마다 조금씩 다르게 나타나요. 이를 개인차라고 해요. 개인마다 정신적·신체적 특성의 차이가 있다는 뜻이죠.

그러니까 '이 나이에는 키가 이만큼 커야 한다는데 난 왜 안 크지?' '내 가슴은 왜 남들보다 크지(작지)?' '내 몸에는 왜 털이 없을까?' 하고 고민하는 데 너무 많은 시간을 쓰지 않았으면 좋겠어요.

너무 빠르거나 너무 느리거나

앞서 말했듯이 몸의 변화가 꼭 정해진 시기에 딱딱 맞춰 일어나는 것은 아니에요. 다만 다음과 같은 경우에는 의사와 상의하세요.

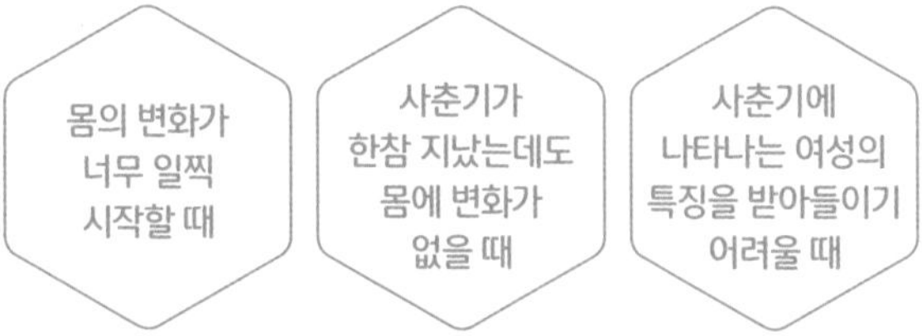

만 8세 이전에 가슴과 음모가 자라나는 증상을 '성조숙증'이라고 해요. 몸의 변화가 너무 일찍 시작하는 증상이죠. 사실 전 세계적으로 초경을 시작하는 연령이 우리 부모님 세대보다 1.5세에서 2세 정도 낮아졌어요. 서구화한 식습관으로 인해 여성호르몬의 원료인 지방을 많이 섭취하고, 인스턴트식품이나 플라스틱, 환경오염 등을 통해 환경호르몬에 쉽게 노출되면서 2차성징 시계의 속도가 앞당겨졌기 때문이에요.

드물게는 종양이 생겨서 성조숙증이 오기도 해요. 또 초경이 지나치게 일찍 시작되면 성장판이 닫혀 키가 충분히 자라지 못해요. 그러니까 만 8세 이전에 가슴이나 음모가 자란다면 꼭 병원을 찾도록 해요. 반면에 만 13세까지 가슴이나 음모가 자라지 않거나 만 15세까지 초경을 안 한다면 발달 지연으로 볼 수 있으니 역시 병원을 찾아야 해요.

2차성징과 함께 두드러지는 자신의 성별 특징을 받아들이지 못하는 사람도 있어요. 가슴이 나오거나 월경이 시작되는 변화가 당황스러운 정도가 아니라 '나는 남성으로 태어났어야 했는데…….'라는 생각으로 괴로울 정도라면 전문가와 상담할 필요가 있어요. 이에 관해서는 82쪽 '성 정체성과 성적 지향'에서 자세히 이야기할게요.

언니들의 비밀 상담소

사춘기에는 성장통이라는 게 온다는데 그렇게 아픈가요?

아동·청소년기에 저녁마다 아파하는 청소년들이 있어요. 이르면 만 3~4세에, 보통은 만 8~12세 사춘기에 주로 나타나요. 늦은 오후나 저녁 또는 밤이면 양쪽 다리에 통증을 느끼는 경우가 많아요.

그런데 이 증상이 꼭 사춘기의 갑작스러운 성장이나 호르몬 때문에 생기는 것은 아니에요. 특히 신체 활동과 운동을 많이 한 날에 통증이 심했다가 이튿날 아침에 나아지는 경우라면 근육을 갑자기 많이 쓰고 무리해서 생기는 증상일 수 있어요.

많이 아플 때는 다리를 마사지하거나 아픈 부위에 핫 팩을 대 보세요. 뭉친 근육을 풀어주는 스트레칭을 해도 좋고요. 그렇게 해도 통증이 심하다면 의사와 상의해서 소염 진통제를 복용해 보세요.

병원에서 성조숙증 진단이 내려지면 어떤 치료를 받나요?

성조숙증 진단을 받으면, 일반적으로 성적 성숙을 잠시 멈추는 주사 치료가 이루어져요. 한 달에 한 번 피부밑 주사(팔이나 아랫배의 피부밑 지방에 맞는 얇은 주사)를 맞아야 하는데 많이 아프지는 않아요. 이 치료를 받는 동안에는 가슴과 털이 자라지 않아요. 보통은 만 11~12세의 다른 또래와 성장 속도가 비슷해질 때까지 치료를 받아요.

가슴

사춘기에 접어들 때 가장 큰 변화는 가슴(유방)에서 나타나요. 납작하던 가슴이 볼록하게 나오기 시작하면, 내 몸이 왠지 다르게 보일 거예요. 처음에는 거추장스럽게 느낄 수도 있어요. 옷을 입어도 예전과는 다른 체형으로 보이고, 그동안 입을 필요 없었던 브래지어에 관해서도 알아야 하니까요.

커진 가슴이 부끄럽다며 어깨를 움츠리고 다니는 소녀들이 간혹 있어요. 반면에 가슴이 다른 친구들보다 작다고 속상해하는 소녀들도 있고요. 자, 분명히 말할게요. 큰 가슴이든 작은 가슴이든 내 몸에 맞게 자랄 뿐이에요. 그러니까 모두 어깨를 당당히 펴고, 우리 가슴을 좀 더 자세히 들여다봐요. 사춘기에 왜 가슴이 나오는지부터 알맞은 브래지어를 고르는 방법까지 하나하나 이야기를 들려줄게요.

가슴

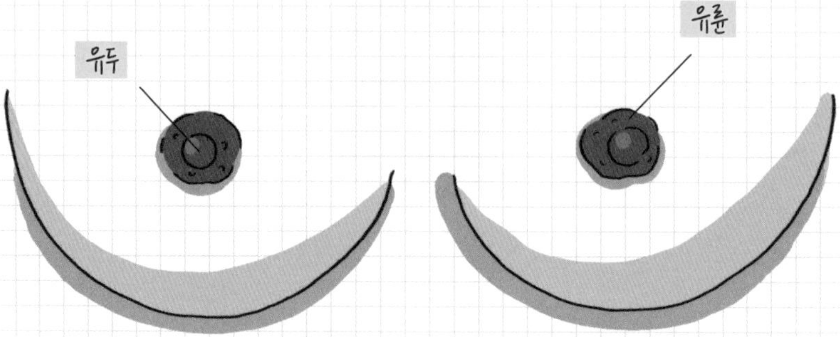

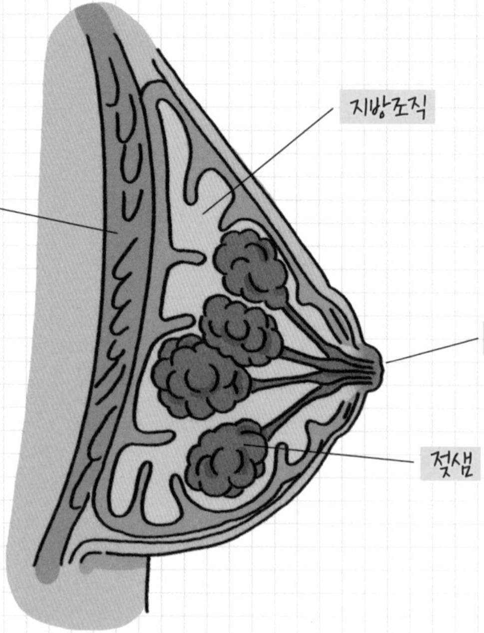

가슴이 봉긋해지는 이유

사춘기에 가슴이 나오는 이유는 이때 만들어지는 여성호르몬인 에스트로겐과 프로게스테론이 가슴의 유선을 자극하고 발달시켜서예요. 유선은 가슴 안에 있는 젖샘이에요. 아이를 낳으면 유선에서 모유가 만들어져요. 유두 아래의 가슴 멍울 안에 유선 조직이 있는데, 이 유선을 보호하기 위해 주변에 지방이 모이면서 점점 봉긋해지고 커지는 거죠.

가지각색의 가슴들

가슴의 모양과 크기는 셀 수 없을 만큼 다양해요. 유두도 마찬가지이고요. 완벽한 모양이나 크기는 따로 정해져 있지 않아요. 그러니 가슴이 어떻게 생겼든 다른 사람과 비교할 필요가 없지요. 가슴은 나이에 따라 차이가 나기도 하고, 동양인과 서양인 사이에도 차이가 있어요. 보통 동양인보다 서양인이 가슴에 지방조직이 더 많은 편이에요.

또 임신한 여성은 여성호르몬의 영향으로 유선이 더욱 발달해요. 가슴의 모양이나 크기에 따라 아이에게 젖을 먹이는 기능이나 성관계 때 쾌감을 느끼는 정도가 달라진다고 생각하는 사람들이 있는데, 전혀 근거 없는 이야기예요. 가슴의 모양이나 크기는 모유 수유 기능이나 성감과 아무런 상관이 없답니다.

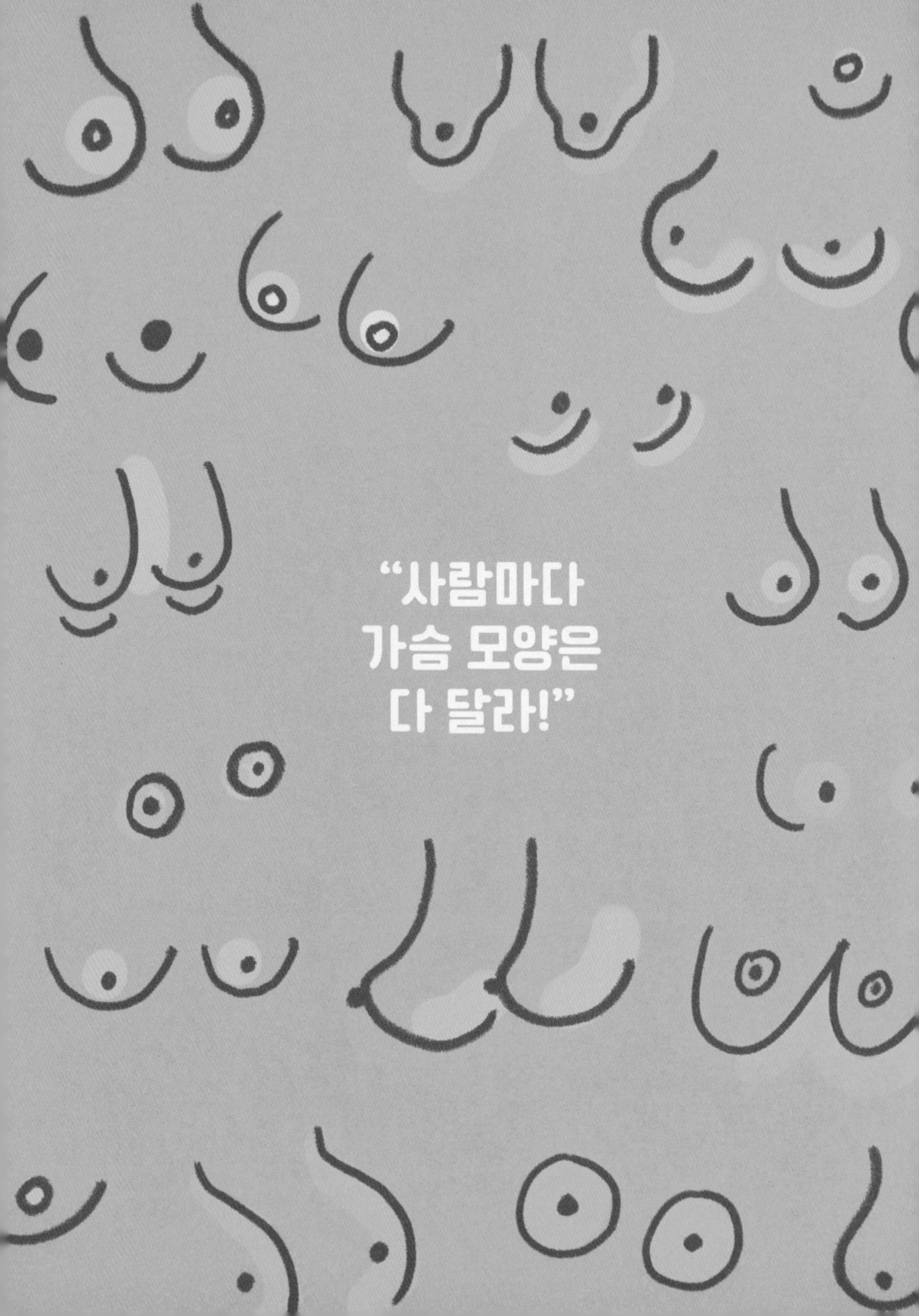
"사람마다
가슴 모양은
다 달라!"

브래지어를 꼭 입어야 할까?

"브래지어를 하는 게 건강에 좋은가요, 안 하는 편이 좋은가요?"라는 질문을 종종 받아요. 브래지어 착용이 가슴 건강에 미치는 영향을 연구한 사례는 많지 않지만, 다음 질문에는 답해 줄 수 있어요.

브래지어를 안 입으면 가슴이 처질까?

가슴이 처지는 원인에는 유전력(원래 잘 처지는 체질), 노화, 체중 과다 등이 있어요. 브래지어 착용 여부와는 사실 별 상관이 없어요. 오히려 브래지어를 입으면 가슴근육이 일하지 않고 놀아서 약해지므로 더 처지기 쉽다는 주장도 있어요.

아이를 낳으면 유선에서 모유를 분비하는데, 모유를 먹이는 시기에 유선이 많이 팽창했다가 가라앉으면 가슴이 처지기도 해요. 하지만 모유 수유가 유방암 발병률을 낮춘다는 연구 결과도 있어요. 이렇게 모든 일에는 여러 측면이 있답니다.

브래지어를 입으면 유방암에 더 잘 걸릴까?

너무 꽉 끼는 브래지어를 입으면 혈액순환과 림프순환이 원활하지 못해 가슴이 붓기 쉬워요. 그러나 브래지어 착용 여부와 유방암 발병률 사이에 직접적인 연관성은 없어요.

브래지어를 입으면 목과 허리 통증이 심해질까?

여성호르몬의 영향을 많이 받으면 가슴이 커질 수 있어요. 주로 가슴이 큰 사람들이 브래지어를 더 챙겨 입는데, 큰 가슴이 목과 허리 통증의 원인이 될 수는 있지만 브래지어 자체가 통증을 일으키지는 않아요. 다만 체형에 잘 맞지 않는 브래지어를 입으면 통증이 생길 수 있어요. 특히 너무 꽉 끼는 브래지어를 입고 자면 편히 잠들기 어렵고 유방통과 위산 역류가 나타나기도 해요.

처음에 가슴이 조금씩 나올 때는 건드리면 아플 수 있으니 청소년용 브래지어를 권해요. 운동할 때 불편하다면 가슴을 잘 지지하는 스포츠 브래지어를 입으면 돼요. 가슴이 어느 정도 자랐다고 해서 무조건 와이어 브래지어를 착용해야 하는 건 아니에요. 와이어가 들어 있는 브래지어는 가슴 모양을 단단하게 잡아 주지만, 세탁할수록 모양이 변형되어 가슴을 찌를 위험이 있어요. 요즘에는 와이어가 없는 편안한 브래지어를 쉽게 구할 수 있어요.

물론 원하지 않으면 브래지어를 입지 않아도 괜찮아요. 만약 입는다면 내 몸에 편안하게 맞고 가슴을 잘 받쳐 주는 브래지어를 선택하고, 집에 있을 때나 잘 때는 브래지어를 입지 않는 편이 좋아요.

내 가슴에 맞는 브래지어 사이즈 재는 법

브래지어는 가슴과 가장 가까이 닿는 속옷이라 잘 맞지 않는 것을 입으면 온종일 불편해요. 게다가 자칫하면 가슴 형태를 바꿀 수도 있어요. 그러니까 가슴둘레를 정확히 재서 브래지어 사이즈를 선택해야 해요. 속옷 가게에 가면 가슴둘레를 재고 사이즈에 맞는 브래지어를 추천해 줘요. 물론 집에서 직접 재도 된답니다.

윗 가슴둘레 재기

허리를 숙이거나 가슴을 끌어올려 봉긋하게 만든 상태로, 유두에서 겨드랑이를 지나 등까지 줄자를 둘러 치수를 측정해요. 이때 줄자가 수평이 되어야 하고, 유두는 눌리면 안 돼요.

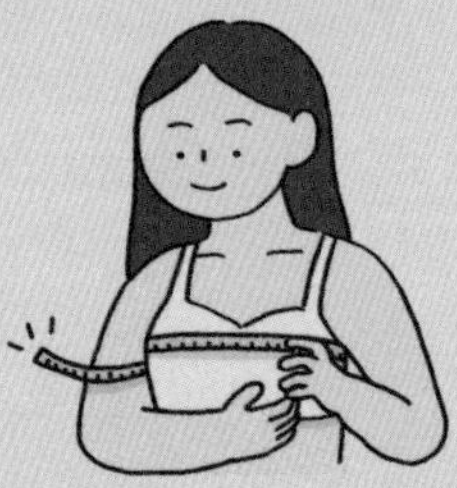

밑 가슴둘레 재기

가슴 아랫부분에서 등까지 줄자를 둘러 치수를 측정해요. 이때도 마찬가지로 줄자가 수평이 되게끔 신경 쓰세요.

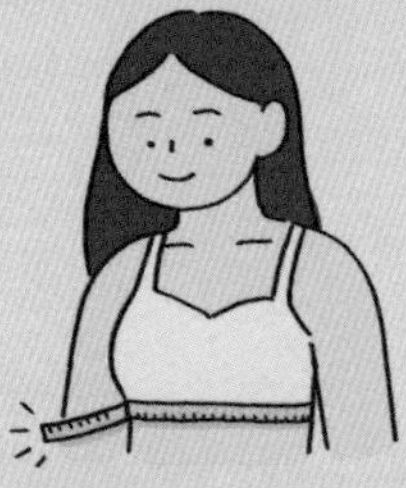

윗 가슴둘레 - 밑 가슴둘레

윗 가슴둘레에서 밑 가슴둘레를 빼면 브래지어 컵 사이즈를 알 수 있어요.

사이즈	65	70	75	80	85	90
밑 가슴둘레	63~67cm	68~72cm	73~77cm	78~82cm	83~87cm	88~92cm

컵 사이즈	AA	A	B	C	D	E
윗 가슴둘레 - 밑 가슴둘레	약 7.5cm	약 10cm	약 12.5cm	약 15cm	약 17.5cm	약 20cm

노브라가 어때서요?
브래지어를 입지 않을 자유

한 여성 연예인이 해외 공연 일정을 마치고 귀국하면서 이른바 그의 '공항 패션'이 온라인에서 큰 화제가 되었어요. 브래지어를 하지 않은 채 흰 티셔츠만 입은 사진이 기사에 떴기 때문이었죠. 언론과 각종 온라인 커뮤니티는 앞다투어 해당 사진과 영상을 올렸어요. 그러고는 누리꾼들의 여러 반응에 '노브라 논란'이라는 말을 덧붙였어요. 브래지어를 입지 않아서 논란이라니 우스운 일이죠. 그는 그저 자신이 원하는 편안한 차림을 했을 뿐인데 말이에요.

오늘날 많은 여성이 '탈코르셋'이라는 이름으로 '꾸미지 않을 자유'를 외치고 있어요. 중세 유럽의 여성들은 몸의 맵시를 돋보이려 드레스 안에 허리와 배를 압박하는 보정 속옷인 코르셋을 입었어요. 코르셋을 없앤 여성복이 나오고 나서야 여성들은 압박의 고통에서 벗어날 수 있었죠. 그런데 코르셋을 통해 여성의 아름다움을 당연하게 요구했듯이 오늘날의 사회도 여전히 여성에게 천편일률적인 미의 기준을 강요해요.

그래서 이에 저항하는 여성들이 함께 목소리를 내며 행동하고 있어요. 과거의 여성들이 코르셋을 벗어던졌듯이 자신이 원하지 않는 낡은 틀을 벗어던지며 '내 몸'의 해방을 외치고 있죠. "우리는 브래지어를 입지 않을 자유가 있습니다."라고 말이에요.

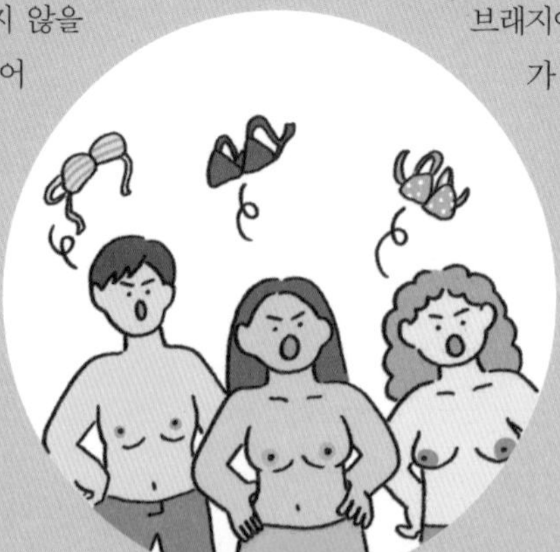

여드름

사춘기가 되면 불쑥 우리 몸에 찾아와 고민하게 만드는 작은 불청객이 있어요. 바로 뾰루지라고도 하는, 매끄럽던 얼굴에 오돌토돌 나는 여드름이죠. 반갑지 않은 이 손님은 얼굴뿐만 아니라 팔이나 등에도 나타나서 골치를 썩여요. 깔끔해 보이지 않는다는 이유로, 또는 가렵거나 아프다는 이유로 우리는 여드름이라면 질색해요. 무슨 수를 써서라도 가리고 싶지요.

그러나 여드름은 볼록해지는 가슴처럼 일반적이고 자연스러운 현상이에요. 80퍼센트 안팎, 그러니까 거의 모든 청소년이 사춘기에 여드름을 경험한답니다. 여드름은 잘 관리하기만 하면 효과적으로 줄일 수 있어요. 그러면 지금부터 어째서 사춘기에 여드름이 자주 나고, 어떻게 하면 여드름을 줄일 수 있는지 찬찬히 살펴볼까요?

여드름

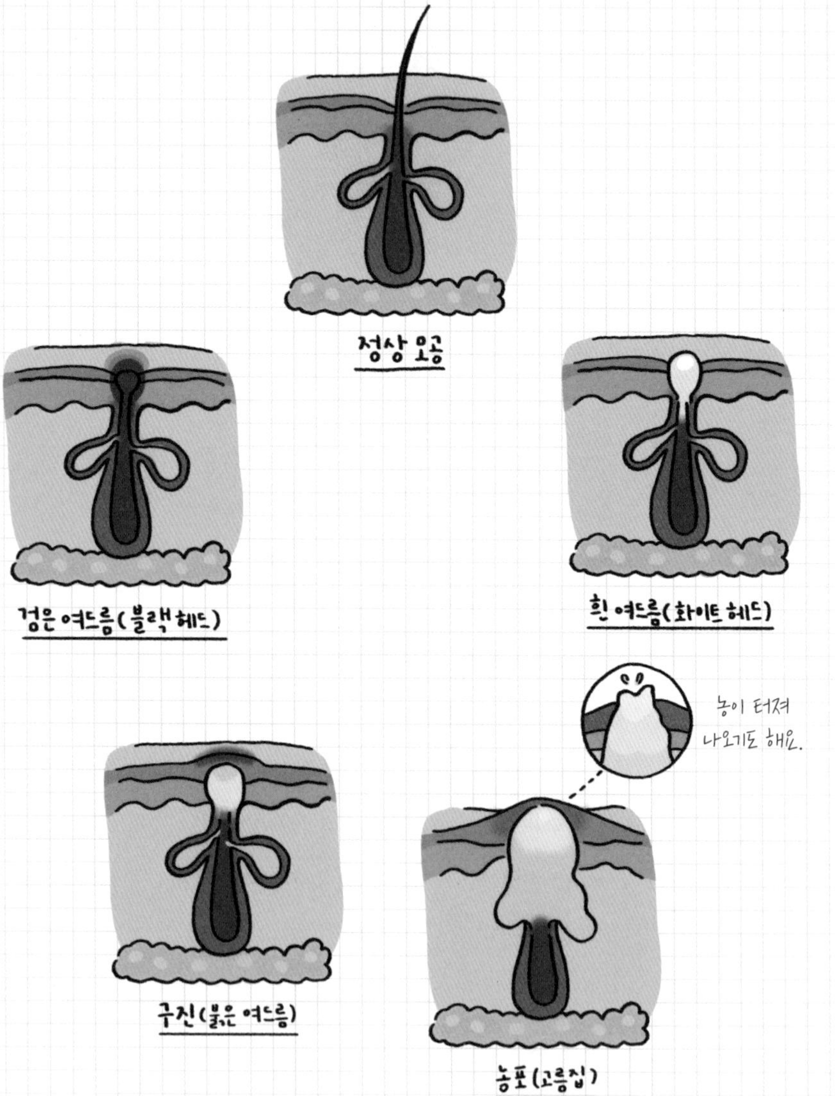

여드름이 나는 이유

피부는 '피지'라는 기름 물질을 분비해요. 피지는 본래 피부와 머리카락 표면을 촉촉하게 만들어 보호하는 기능을 하죠. 그런데 사춘기에는 호르몬의 급격한 변화로 피지 분비가 늘어나요. 이 때문에 머리를 매일 감지 않으면 기름지고, 피지가 모공을 막으면 염증이 생겨 여드름이 늘어나죠. 특히 피지샘이 많은 얼굴은 여드름이 나기 쉬워요.

피지는 모낭 옆에서 분비되어 모공을 통해 밖으로 배출돼요. 각질이나 이물질이 쌓여 모공 입구를 막는 피지를 '블랙 헤드' 또는 '화이트 헤드'라고 해요. 여기에 세균이 증식하거나 염증이 일어나면 붉은 여드름인 '구진', 곪는 여드름인 '농포'가 생기기도 해요.

여드름의 원인과 관리법

다음은 여드름의 원인과 관리법이에요. 하나씩 살펴보며 어떻게 여드름을 줄일 수 있을지 알아보아요.

패스트푸드

사실 음식과 여드름의 연관성에 대해서는 아직 정확한 연구 결과가 없어요. 하지만 특정 음식을 먹었을 때 여드름이 심해진다면 그 음식은 피하는 편이 좋겠죠. 당분이 많은 음료수, 지방이 많은 패스트푸드가 여드름을 유발하는 요인인 경우가 많아요.

월경

월경 직전과 월경 중에 여드름이 특히 늘어나지 않나요? 맞아요, 호르몬이 들쑥날쑥할 때 여드름이 더 심해진답니다. 그래서 여드름이 너무 심할 때는 피임약으로 호르몬을 억제하는 치료를 하기도 해요.

스트레스

스트레스는 그야말로 피부의 적이에요. 우리의 뇌는 스트레스를 받으면 호르몬을 분비해 스트레스를 이겨 내려고 해요. 이때 발생하는 호르몬이 피지선을 자극해 여드름을 악화시키죠.

화장품

여드름 치료용 화장품을 사용하는 경우가 많을 텐데, 그보다는 평소 쓰던 화장품을 줄이는 게 효과적일 수 있어요. 파운데이션이나 컨실러 등은 모공을 막고, 화장을 깨끗이 지우려고 사용하는 강한 클렌저도 피부를 자극해요.

손

여드름이 날 때마다 손이나 압출기를 이용해 곧바로 짜야 직성이 풀리는 사람도 있을 거예요. 그러면 오히려 2차 감염으로 이어지거나 흉터가 남을 수 있어요. 병원에서 압출 치료를 하기도 하는데, 이때는 꼭 무균상태로 해야 해요.

세수하기 전에 손을 깨끗이 닦고, 이마나 턱, 귀 주변까지 세안제를 이용해 꼼꼼하게 씻는 것만으로도 여드름을 완화할 수 있어요. 특히 깨끗한 물로 여러 번 헹구세요. 깨끗이 씻는다고 때수건으로 얼굴을 문지르거나 거친 입자가 함유된 스크럽제를 쓰면 오히려 피부에 강한 자극을 줄 수 있어요.

여드름이 심한 정도에 따라 병원에서 먹는 약과 바르는 약을 처방받을 수도 있어요. 이때 항생제와 피지 분비 조절제를 사용하는데, 각각 부작용이 있을 수 있으니 꼭 의료인과 상의하고 약을 처방받아야 해요. 이 밖에도 레이저치료, 박피술, 압출 치료, 주사 치료 등이 있어요.

털

우리를 당혹스럽게 하는 사춘기의 또 다른 변화는 바로 털이에요. 우리 몸을 자세히 들여다보면, 눈에 잘 보이는 머리털이나 눈썹뿐만 아니라 피부 위로 보송보송한 솜털이 나 있어요. 그런데 사춘기가 되면 몸에 난 털이 굵어져요. 그뿐만이 아니에요. 팔과 다리는 물론 매끈했던 겨드랑이와 성기 주변에도 털이 나기 시작하죠.

도대체 왜 이런 부위에까지 털이 나는 걸까요? 머리털은 매만져서 멋이라도 낼 수 있지만, 겨드랑이와 성기에 나는 털은 무슨 쓸모가 있는지 모르겠어요. 하지만 앞서 거듭 이야기했듯이 이유 없는 변화는 없답니다. 우리에게 가장 이로운 방향으로 진화해 온 몸의 모든 것은 저마다 쓰임새가 있어요. 그렇다면 털은 대체 어떤 역할을 하는지 들여다보자고요.

털이 하는 일

미세한 눈썹과 속눈썹은 눈에 먼지와 물이 들어가는 것을 막아 주죠. 겨드랑이와 성기에 나는 털도 마찬가지예요. 만약 겨드랑이 털이 없다면 팔을 움직일 때마다 겨드랑이 쪽 피부가 맞붙어 쓸릴 거예요. 또 겨드랑이 털은 땀과 피지를 잘 분산시키고 바람이 통하게 하는 역할도 해요. 성기에 나는 털인 음모는 세균이나 이물질이 질 안으로 들어가지 못하게 거르고 성기를 따뜻하게 감싸 줘요. 성관계를 할 때 서로의 피부가 맞부딪히고 쓸려서 다치는 걸 막아 주기도 하지요.

제모를 꼭 해야 할까?

어때요, 이제 몸에 난 털이 아주 자연스러워 보이죠? 물론 털 없이 매끄러운 피부를 원하는 사람도 있을 거예요. 특히 여성은 겨드랑이나 다리에 난 털을 밀어야 한다고 여기는 사회 분위기가 있죠. 하지만 제모는 오로지 개인의 선택일 뿐, 마땅히 지켜야 하는 의무가 아니에요. 원하지 않는다면 털을 그대로 두어도 아무 문제가 없다는 뜻이에요.

물론 제모를 하면 피부가 매끄러워 보여요. 대신 피부가 약해져서 보습과 보호에 더욱 신경 써야 해요. 특히 외음부를 제모하면 HPV(사람유두종바이러스)나 성기사마귀, 헤르페스에 감염될 위험이 커요.

제모하고 나서 성관계를 맺으면 피부끼리 바로 닿아 성감이 높아진다는 사람들이 있어요. 반대로 털뿌리에 신경이 연결되어 있어 제모하지 않는 편이 성감을 느끼기가 더 좋다고 하는 사람도 있고요(머리카락을 거꾸로 쓸어 올리는 느낌을 생각해 보세요).

제모는 어떻게 할까?

제모에는 제모 크림, 면도, 왁싱, 트리밍, 레이저 제모 등 여러 방법이 있어요. 지저분한 면도기나 비위생적인 왁싱 숍을 이용하면 피부에 트러블이 생길 수도 있으니 주의해야 해요.

집에서 제모한다면 샤워한 직후가 적절해요. 제모 부위의 모공이 습기와 온기로 늘어난 상태라 피부에 자극을 덜 주거든요. 깨끗한 일회용 면도기를 준비하고 먼저 면도용 크림을 발라 주세요. 면도날에 베이거나 피부에 자극을 줄 수 있으니 힘을 빼고 사용해야 해요. 털이 난 방향과 같은 방향으로 제모하면 돼요. 더 매끄럽게 깎인다는 이유로 털이 난 반대 방향으로 제모하는 경우가 많은데, 그러면 깎인 단면이 피부 속에 파묻혀서 살을 파고들며 자라는 모발(인그로잉 헤어)이 생길 수 있어요.

> **트리밍이 뭐예요?**
> 가위로 털을 0.5~1센티미터만 남기고 다듬는 기술을 말해요. 피부에 사용하는 도구는 항상 살균 소독을 철저히 해야 한다는 점을 염두에 두세요.

제모 크림은 단백질 구조를 파괴해 털을 녹이는 방식이라 제모 후 새로 나는 털이 가늘어져요. 피부에 자극적이고 알레르기 반응을 일으킬 수 있으니, 크림류는 팔이나 다리 등 덜 민감한 부위에만 사용하세요. 처음 사용할 때는 먼저 소량만 발라 보고 괜찮은지 확인해야 해요. 외음부와 항문 주변의 털은 뽑거나 제모 크림을 사용해 없애면 안 돼요. 점막 주위의 피부는 아주 민감하거든요.

레이저 제모를 하고 싶다면, 일반 의원보다는 좀 더 전문적인 시술을 받을 수 있는 피부과나 성형외과 전문의를 찾도록 해요.

남성형 다모증

여성도 남성처럼 턱이나 인중, 가슴, 배, 등에 털이 나는 경우가 있는데, 이를 '남성형 다모증'이라고 해요. 남성호르몬인 안드로겐이 너무 많을 때 또는 남성호르몬에 민감할 때, 가족력이 있을 때 생기는 증상으로, 100명 중 5~10명 정도에게 나타날 수 있어요.

물론 개인차 때문일 수도 있지만, 다낭성난소증후군이라는 난소 질환이 있거나 부신 기능에 이상이 생겨도 이런 증상이 나타날 수 있어요. 이런 경우에는 월경불순이나 고혈압, 당뇨 같은 성인병이 동반돼요. 털이 지나치게 많이 나는 것 같다면, 전반적인 건강 상태를 확인한 뒤 이상이 있을 때 산부인과를 찾으세요.

내 몸의 털은 내가 하고 싶은 대로

어느 로맨스 영화에 나오는 재미있는 장면을 소개할게요. 바로 연애하는 두 남녀가 사랑을 나누고 있는데, 남자가 여자의 겨드랑이 털을 보고 화들짝 놀라는 장면이에요. 남자는 당연히 매끄러우리라 생각했던 여자의 겨드랑이에 털이 무성하게 나 있어 당황한 거죠. 하지만 이때 여자는 전혀 부끄러워하는 기색 없이 오히려 남자한테 실망하는 표정을 지으며 말해요.

"알래스카에선 여성들이 태어나서 털을 단 한 번도 깎지 않아."

최근 수많은 전 세계 여성들이 SNS에 자신의 겨드랑이 털을 인증하는 사진을 올렸어요. 유명한 배우나 가수들도 이에 동참했어요. 세계적인 스포츠용품 회사 나이키는 겨드랑이 털을 그대로 내보이며 포즈를 취하는 모델의 화보 캠페인을 선보이기도 했고요. 여성의 겨드랑이 털을 대하는 세상의 인식이 바뀌어 가는 거예요.

앞서 말했듯이 겨드랑이 털이나 다리털은 그대로 둬도 되고 밀어도 돼요. 내가 원하는 대로 선택하면 되는, 개인의 취향일 뿐이에요. '여성이라면 피부가 매끈해야지.'라는 비합리적이고 낡은 고정관념 따위는 시원하게 내던져 버리고, 내 몸의 털은 내가 하고 싶은 대로 하자고요. '내 몸의 주인은 나'라는 사실을 기억하세요.

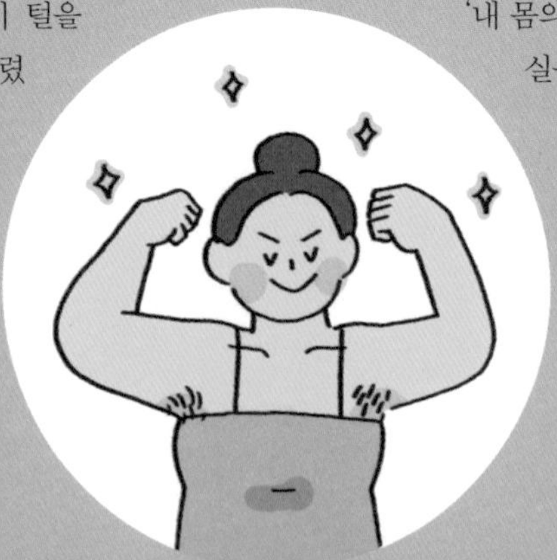

성기

성기는 사춘기에 가장 많은 변화가 일어나는 중요한 신체 부위예요. 평생의 성 건강을 위해 알아야 할 것이 많은 부위이기도 하죠. 그러나 성기에 관해 궁금한 점이 많은데도 괜히 질문하기 망설여지고, 주위 사람 어느 누구도 속 시원히 알려 주지 않아요. 성기에 관해 말을 꺼내면 왠지 나를 이상한 애로 볼까 봐 눈치가 보이기도 하고요. 하지만 성기 이야기를 하는 건 결코 이상하거나 눈치 볼 일이 아니에요. 성기는 대부분 몸속에 숨어 있고 눈에 잘 띄지 않아서 비밀스러워요. 그런데 사람들이 그 이야기를 쉬쉬하고 민망해하는 이유는 나쁜 일이라서가 아니라 잘 몰라서예요. 그렇다고 모른 채로 있으면 부주의로 질병에 노출되기도 쉽고 성 건강을 오해하다가 나중에 큰 충격을 받을 수도 있어요. 내 몸과 내 성기를 잘 아는 건강한 여성이 되자고요!

외성기(외음부)

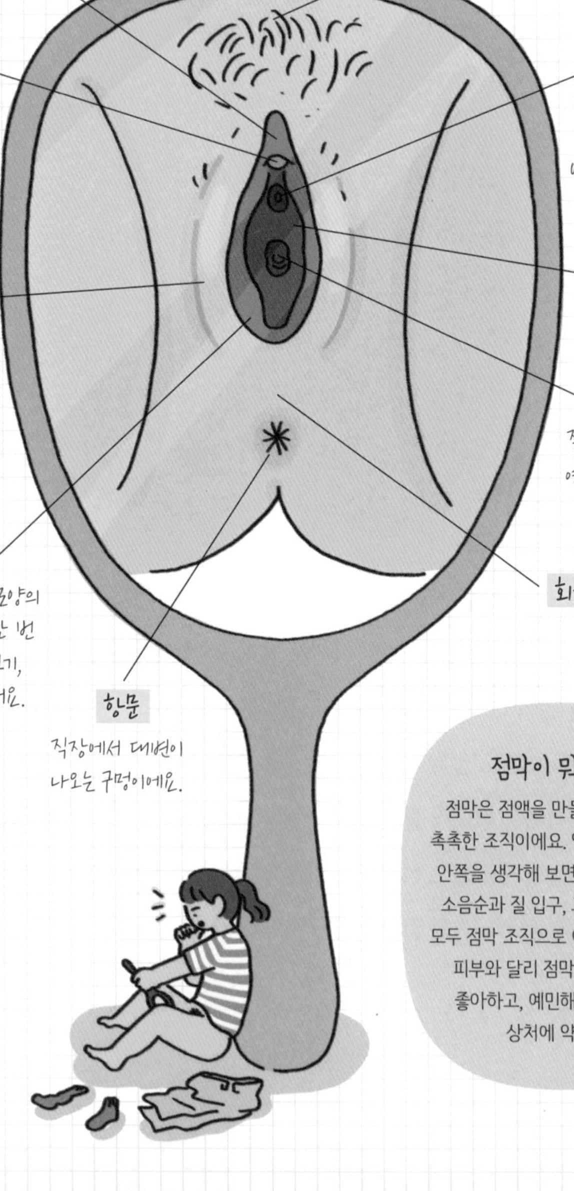

점막이 뭐예요?

점막은 점액을 만들어 내보내는 촉촉한 조직이에요. 입안이나 눈꺼풀 안쪽을 생각해 보면 알 수 있겠죠? 소음순과 질 입구, 그 안쪽 질까지 모두 점막 조직으로 이루어져 있어요. 피부와 달리 점막은 촉촉한 걸 좋아하고, 예민해서 자극이나 상처에 약해요.

배꼽 아래, 어떻게 봐야 하지?

내 성기를 한 번도 본 적이 없다면, 샤워하고 나서 찬찬히 관찰해 보세요. 변기나 욕조에 걸터앉아 손거울로 들여다보면 돼요. 바닥에 거울을 내려놓고 그 위에 쪼그리고 앉아서 볼 수도 있어요. 내 성기가 어떻게 생겼는지 모르면, 평소에 그곳이 불편하거나 아플 때도 어디가 어떻게 잘못됐는지 알 수 없어요. 거울로 내 성기를 자주 들여다보세요. 그러면 그 생김새가 점점 익숙해지고 친근하게 느껴질 거예요.

산부인과에서는 특별한 의자에 앉아 외음부 진료를 받는답니다. 앉으면 의자가 올라가면서 다리가 벌어지고, 산부인과 의사가 그 사이로 내 외음부를 볼 거예요. 민망할 것 같다고요? 산부인과 의사들에게는 눈이나 입안을 들여다보는 일과 다르지 않으니 걱정하지 마세요. 이때 질 내부와 자궁 입구를 들여다보기 위해 '질경'이라는 기구를 삽입하기도 해요. 탐폰이나 손가락을 질에 넣어 본 적이 있거나 성관계 경험이 있다면 질경 검사를 할 수 있지만, 그렇지 않다면 굳이 하지 않아도 돼요.

내 이름을 불러 줘

처음에는 성기 이름이 낯설고 어색하게 느껴질 수 있어요. 질이나 음순만 해도 거기, 아래, 그곳, 소중이, 보지 등의 이름으로 불려 왔죠. 안타깝게도 그중에는 나쁜 의미를 담은 별명도 있어요. "남자는 고추가 있고 여자는 없다."라는 말을 들어 본 적이 있나요? 사실 남자의 음경과 같은 기능을 하는 기관이 여자의 음핵이에요. 이처럼 여자에게도 성기가 멀쩡히 있는데 마치 '없는' 것처럼 여겨져 왔죠. 오래전부터 여자들의 몸은 제대로 탐구되지도 논의되지도 않은 채 소홀히 대접받았어요.

그러니 이제 우리가 먼저 우리 몸의 이름을 제대로 알고 불러 주면 어떨까요? 성기의 이름을 제대로 알고 부르면, 내 몸을 좀 더 소중하게 여길 수 있을 거예요.

다양한 성기의 모양

외음부는 사람마다 모양과 색, 크기가 다 달라요. 어떤 모양이든지 소변을 보거나 성관계를 맺거나 아이를 낳는 데 문제 될 것은 전혀 없답니다. 그런데도 늘어진 외음부 모양을 불편하게 느끼고 음순의 일부를 성형수술로 잘라 내려는 사람들이 있어요. 돈을 벌기 위해서인지, 특정한 모양의 성기만을 정상이라고 믿어서인지는 모르겠지만, 외음부 성형을 권하는 의사나 연인도 있고요. 하지만 어떤 모양의 성기든 그 자체로 가장 아름다운 법이에요. 친구든 연인이든 의사든 어느 누구도 내 성기의 외형을 함부로 판단할 권리는 없어요.

사춘기가 지나고 나이가 들면서 음순의 색이 점점 진해지는 것도 정상이에요. 에스트로겐이 점차 늘어나면서 멜라닌 색소가 더 많이 모이기

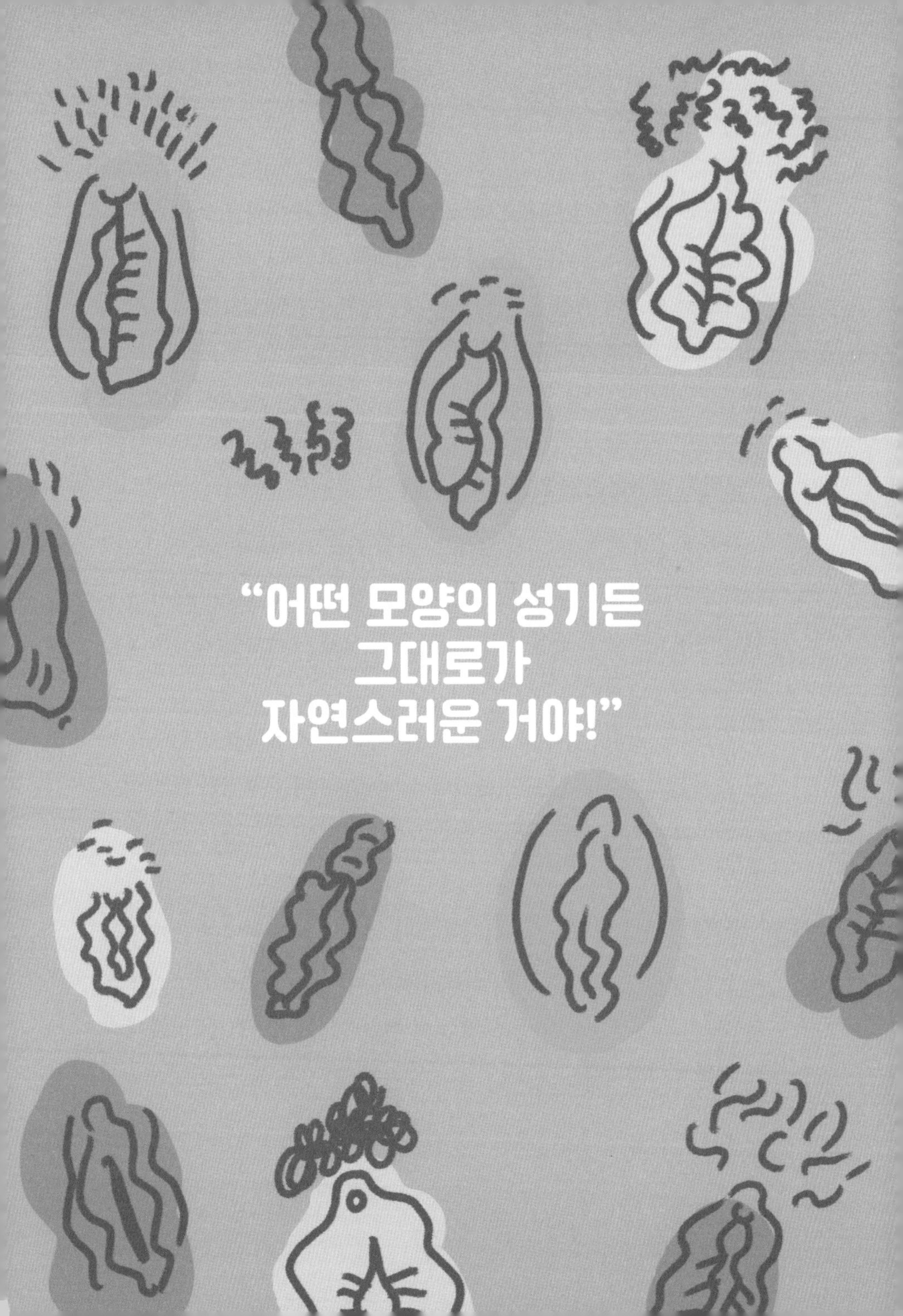

"어떤 모양의 성기든
그대로가
자연스러운 거야!"

때문이에요.

하지만 별다른 요인이 없는데도 운동하거나 오래 앉아 있을 때 쓸림과 반복적인 염증이 생긴다든지 자꾸만 방광염이나 요도염에 걸린다든지 성관계 때 성기에 심한 통증을 느낀다면, 성기 수술이 필요할 수도 있으니 의사와 상담해 보세요.

오로지 즐거움만을 위한 기관, 음핵

음핵에 관해 들어 본 적이 있나요? 사실 저도 의과대학에 들어가서야 음핵을 처음 알았어요. 그런데 대학에서도 이름만 배우고 넘어갔답니다. 세상이 여성의 몸에 관심을 기울이지 않은 오랜 세월 동안 음핵은 사람들에게 제대로 알려지지 않았어요.

태아기 초반에는 여성과 남성의 배아가 똑같이 생겼어요. 그러다가 임신 12주 정도가 되면 똑같이 생겼던 생식 결절이라는 부위가 점점 다르게 자라나기 시작해요. 여성은 음핵(클리토리스), 남성은 음경(페니스)으로 발달하죠.

음경은 바깥으로 돌출해 있는 데 반해, 음핵은 음부 속에 파묻혀 있어요. 우리가 볼 수 있는 콩알만 한 클리토리스는 사실 음핵의 귀두 부분에 불과해요. 그 속으로 소음순 뒤쪽을 따라 양쪽으로 갈라진 긴 음핵 다리가 숨겨져 있답니다.

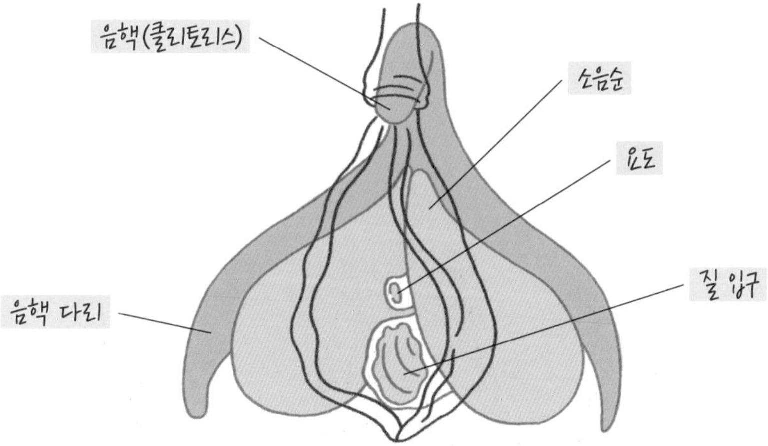

음핵은 인간이 가진 장기 중에서 유일하게 '즐거움'만을 위한 기관이에요. 멋지지 않나요? 이 작은 조직에 8천 개나 되는 신경이 모여 있어요. 그만큼 엄청 민감한 부위라 조심스럽게 잘 다루면 아주 좋은 느낌을 얻을 수 있고, 잘못 건드리면 아플 수도 있어요.

STOP! 여성 할례

아프리카와 이슬람 국가 일부에는 여성이 즐거움을 느끼지 못하게 음핵을 제거하는 '할례'라는 전통이 있어요. 여성의 성은 출산만을 위한 것이라는 잘못된 관념 탓에 생긴 악습이죠. 비위생적인 환경에서 마취제 없이 할례가 이루어지다 보니, 수많은 소녀가 출혈이나 감염으로 목숨을 잃어요. 다행히 지금은 이를 꾸준히 비판하며 폐지를 주장해 온 인권 운동가들 덕분에 점점 더 많은 나라에서 할례를 법으로 금지하고 있답니다.

내성기

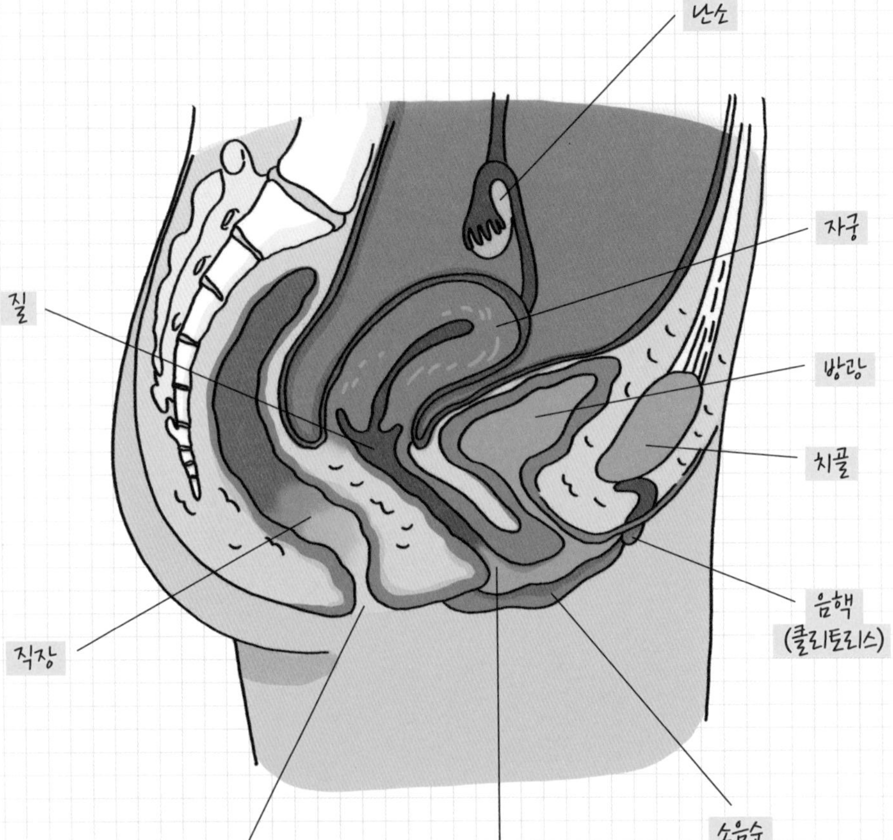

자궁

자궁은 꽉 쥔 주먹만 한 크기예요. 자궁 맨 안쪽은 자궁내막이라는 부드러운 조직으로 덮여 있고, 그 밖은 근육층이 감싸고 있어요. 호르몬 주기에 따라 달마다 일정 기간 자궁내막이 떨어져 나오는 것이 '월경'이에요. 임신하면 자궁내막은 태아를 보호하고 영양분을 공급하며, 자궁의 전체 부피는 최대 4.5리터까지 늘어나요.

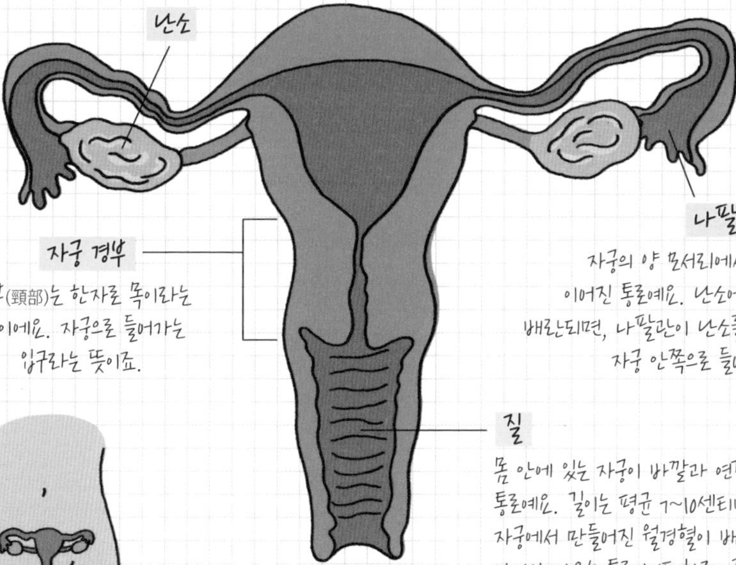

난소

자궁 경부

경부(頸部)는 한자로 목이라는 뜻이에요. 자궁으로 들어가는 입구라는 뜻이죠.

나팔관(난관)

자궁의 양 모서리에서 난소까지 이어진 통로예요. 난소에서 난자가 배란되면, 나팔관이 난소를 잡아채서 자궁 안쪽으로 들여보내 줘요.

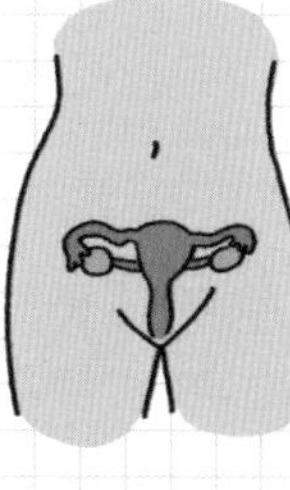

질

몸 안에 있는 자궁이 바깥과 연결되는 통로예요. 길이는 평균 7~10센티미터로, 자궁에서 만들어진 월경혈이 배출되고 아기가 나오는 통로이기도 하죠. 질 입구로 갈수록 신경이 많이 분포해서 민감해요.

난소

엄지손가락 한 마디 정도 크기예요. 골반 안으로 양쪽에 한 개씩 있어요.

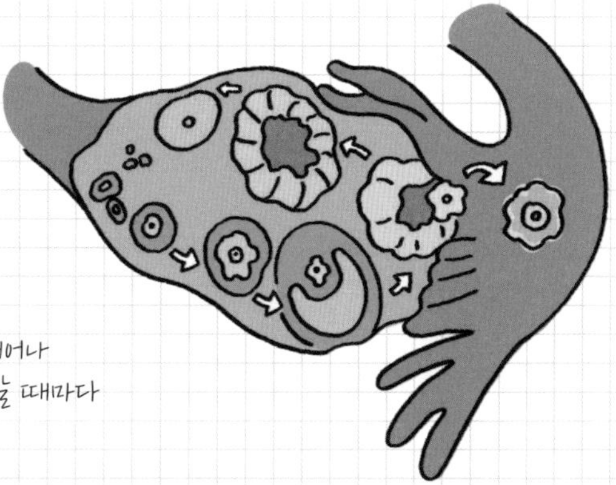

난자

난자의 크기는 약 0.2밀리미터예요. 우리는 30만 개의 난자를 가지고 태어나 초경 이후 한 달에 한 번씩 배란할 때마다 수백 개의 난자를 쓰게 돼요.

질, 칼보다 강한 칼집

질은 영어로 '버자이너(vagina)'라고 해요. 이 말의 라틴어 기원이 재미있는데, 바로 '칼집'이라는 말에서 유래했어요. 남성의 성기를 칼, 여성의 성기를 칼집으로 본 옛사람들의 생각이 답답한 면도 있지만, 칼집은 칼조차 뚫지 못하는 데다 칼을 보호하는 역할을 하잖아요. 그러니 어떤 면에서는 칼보다 더 강하다고 할 수 있지요.

질은 매우 탄력적이어서 유연하게 팽창하거나 수축할 수 있어요. 평소에는 공간이 거의 없을 정도로 짜부라져 있다가 탐폰, 월경 컵을 넣거나 삽입 섹스를 할 때는 넉넉해지죠. 특히 근육을 유연하게 만드는 호르몬이 나오는 임신 기간에는 머리 지름이 10센티미터나 되는 아기가 통과할 수 있을 만큼 유연해져요. 심지어 출산한 지 일주일 만에 임신 전 상태로 되돌아가기도 해요.

질 점막은 상처나 외부 자극에도 엄청 강하답니다. 질 점막을 이루는 세포들은 96시간에 한 번씩 완전히 새로운 세포로 재생해요. 51쪽 '질 분비물'에서 더 많은 이야기를 들려줄게요.

'질 주름'에 관한 오해

'질 주름'은 질 입구를 부분적으로 막고 있는 얇은 점막 조직이에요. 사춘기 전에 불순물이 질 안으로 들어가지 못하게 막아 주죠. 사춘기 이후에는 소음순이나 대음순의 지방, 음모가 그 역할을 대신하기 때문에 그리 중요하지 않아요. 모양과 두께가 사람마다 다르고 여성 대부분이 가지고 태어나지만, 질 주름이 아예 없거나 막힌 사람도 있어요.

흔히들 "처음 성관계를 하면 질 주름이 터지거나 찢어진다."고 하죠. 이는 완전히 잘못 알려진 이야기예요(질 입구가 막으로 완전히 막혀 있다면 어떻게 월경혈이 나올 수 있겠어요, 안 그래요?). 질 주름은 일상생활을 하면서 조금씩 찢어지거나 늘어나기도 하며, 성관계를 통해 벌어지기도 해요. 성관계를 한 뒤에도 찢어지지 않고 그대로 남아 있기도 하고요.

사실 이 책에서는 의도적으로 '질 주름'이라는 용어를 쓰지만, 보통 '처녀막'이라는 용어를 써 왔어요. 그런데 이 용어는 문제가 있어요. 국립국어원 표준국어대사전은 처녀막을 "처녀의 질 구멍을 부분적으로 닫고 있는, 막으로 된 주름. 파열되면 재생되지 않는다."라고 설명하는데, 이는 내용도 틀렸을뿐더러 신체 일부로 처녀성이나 순결을 정의하는 구시대적인 고정관념이에요. 그래서 최근에는 '질 입구 주름' '질 주름' 같은 단어를 쓰자는 흐름이 있어요.

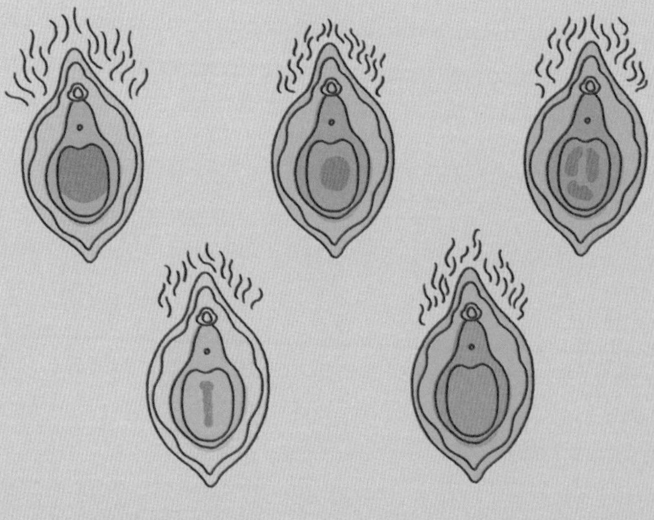

언니들의 비밀 상담소

질 주름 재생 수술도 있다던데, 질 주름이 그렇게까지 중요한가요?

앞서 이야기한 그릇된 '질 주름(처녀막) 신화'에 휩쓸려 질 주름을 소중히 보호해야 한다고 여기는 사회는 많은 여성을 고통스럽게 만들어요. 질 주름이 찢어지면 안 된다는 이유로 탐폰이나 월경 컵 같은 월경용품을 청소년들이 못 쓰게 한다든지, 결혼 전에 질 주름 재생 수술을 시킨다든지 하는 식으로요.

심지어 성폭력 피해를 입은 아동·청소년 중 일부는 '질 주름이 없어졌으니 돌이킬 수 없이 몸이 망가졌다.'고 생각하기도 해요. 가해자가 남의 몸을 침해할 수는 있어도 피해자의 존엄성과 인격까지 빼앗을 수는 없어요. 불가피하게 폭력의 피해자가 되어 몸과 마음을 다쳤다고 해도 몸과 마음은 더러워지지 않으며 상처는 치유될 수 있어요.

여성의 순결에 환상을 품고 이를 강요하는 잘못된 관념에 휩쓸리지 마세요. 내 몸은 순결하거나 타인에게 사랑받기 때문에 소중한 것이 아니라, 그저 내 몸이기에 소중한 거예요.

질 분비물

"팬티에 자꾸 지저분한 게 묻어요. 어떻게 하면 이런 게 나오지 않게 할 수 있죠?" 산부인과에서 진료하다 보면 정말 자주 받는 질문이에요. 특히 이제 막 사춘기가 온 여성 청소년들한테서요. 사춘기가 되면 종종 팬티에 묻은 흰색이나 연한 노란색 액체를 보고 당황한 적이 있을 텐데, 어떤 때는 냄새가 나기도 해서 더 신경 쓰일 거예요.

하지만 팬티에 매일 분비물이 묻는다는 것은 건강한 사춘기를 보내고 있다는 뜻이니 걱정하지 마세요. 껄끄럽게만 느껴지는 이 분비물이 실은 우리 몸에서 아주 중요한 역할을 맡고 있거든요. 앞서 우리의 '질'이 왜 중요하고 멋진 기관인지 이야기했죠? 그 질에서 나오는 분비물이니만큼 당연히 중요한 기능을 하지 않겠어요?

질을 지키는 냉

사춘기부터 여성의 몸에서 나오는 분비물을 '냉' 또는 '대하'라고 해요. 냉은 질 안쪽 점막에서 분비되는 액체예요. 피부에서 죽은 세포가 떨어져 나오듯이 질 점막 세포도 재생하기 위해 떨어져 나와요. 게다가 점막은 축축한 상태를 유지하려고 물도 분비해요. 눈물이나 콧물을 떠올려 보세요. 외부에서 들어온 이물질이나 병균이 몸속으로 들어가지 못하게 분비물을 계속 내보내 씻어 낸다고 생각하면 돼요.

하루에 1~4밀리리터, 그러니까 팬티에 약간 묻는 정도의 질 분비물이 나오는 것은 지극히 정상이에요. 양이 너무 많아서 겉옷까지 젖어 버릴 정도라면 팬티 라이너의 도움을 받을 수도 있어요. 그래도 찜찜하다고요? 그렇다면 입안에 침이 전혀 고이지 않고 바짝 마른 상황을 상상해 보세요. 많이 빽빽하고 아프겠지요.

냉의 점성이나 색깔은 월경주기에 따라 변해요. 배란 전에는 묽은 점액이나 달걀흰자 같은 분비물이 나오고, 월경 시기가 다가오면 끈끈하고 진한 분비물이 나와요.

내 몸 안에 사는 균

질 분비물을 구성하는 또 하나의 중요한 성분은 상재균이에요. 상재균은 항상 존재하는 세균을 뜻해요. 유산균(젖산균)을 비롯해 아주 다양한 세균이 질 안에 살고 있어요. 또한 사람마다 세균의 종류도 다양하답니다. '웩, 질 안에 세균이라니!'라고 생각할 필요 없어요. 우리 피부와 입안, 장 안에도 존재하는 세균은 거기에 그냥 머무를 뿐이거나 심지어 우리 몸에 이로운 역할을 하기도 하니까요.

그런데 잠깐, 유산균? 우유를 요구르트로 만드는 그 유산균? 맞아요, 유산균의 종류는 180여 가지가 넘는답니다. 그러니 치즈나 요구르트를 만드는 유산균과 질 안에 사는 유산균은 사촌 간이라 할 수 있죠. 사람마다 지닌 세균의 종류가 다양하듯이 유산균의 종류도 매우 다양해요.

유산균은 질 벽에서 떨어져 나온 세포 속 글리코겐을 분해해 젖산을 만들어 내는데, 이 젖산이 질 안을 산성으로 유지함으로써 나쁜 세균이 자랄 수 없게 해요. 유산균이 만들어 내는 젖산 때문에 냉도 시큼한 냄새와 맛이 난답니다. 이 밖에도 유산균은 세균을 공격하는 물질을 직접 만들어 내요. 서로 도우며 함께 사는 공생 관계가 내 몸속에서도 이루어지고 있는 거죠.

산성과 염기성

물질의 특성 중 하나로, pH 수치가 낮을수록 산성, 높을수록 염기성이에요. 염산은 2, 물은 7, 비누는 12 정도예요. 평소 질 안은 3.5~4.5 정도의 약산성으로 균형을 맞추는데, 월경 기간에는 7.4 정도의 약염기성인 피가 흘러나와 산성을 깨뜨리죠. 그래서 월경 후에 질이 더 간지럽고 염증이 생기기 쉬워요. 남성의 정액도 7~8 정도의 약염기성이에요. 그러니 임신을 준비하는 경우가 아니라면 질 내 사정을 하지 않는 것이 질 건강에 좋답니다.

질 세정제와 청결제

우리 몸은 기본적으로 자정작용을 해요. 질도 마찬가지예요. 그래서 질 안에 손을 넣거나 약물을 넣어서 씻어 낼 필요가 없어요. 흐르는 물로 질 입구와 외음부만 씻으면 돼요. 염기성인 비누를 사용하면, 질 안에 사는 유산균의 산성이 약해져서 오히려 나쁜 세균이 자리 잡기 쉬워요. 물도 중성이라 너무 자주 씻으면 유산균이 씻겨 나갈 수 있어요. 시중에서 판매하는 여성 청결제도 산성으로 만든 비누예요.

그런데 광고를 보면 마치 질 세정제나 여성 청결제를 쓰지 않으면 큰일이라도 나는 듯이 겁을 주죠. 우리 몸의 자연스럽고 정상적인 반응을 더럽고 없애야 하는 비정상적인 것으로 생각하게 만들어요. 그러다 보니 심지어 질이나 생리대에 뿌리는 향수를 사용하다가 염증이 생겨 힘들어 하는 경우도 있어요. 꼭 기억하세요. 꽃향기나 과일 향기가 나는 외음부는 건강한 외음부가 아니에요.

외음부의 점막 표면은 다른 피부보다 15배나 약하고, 화학물질을 흡수하기도 쉬워요. 그러니 웬만하면 화학제품을 쓰지 않고 물로만 가볍게 씻는 게 좋아요.

건강한 질을 위한 체크 리스트

어쩌다 질 분비물의 색이나 냄새가 별다르게 느껴질 때
불안한 마음이 들 거예요. 다음 네 가지 중 해당 사항이 있을 때는
산부인과 진료를 받아 보세요.

냉 상태 체크 리스트

생선 비린내 같은 악취가 날 때	☐
가려움증이 있을 때	☐
냉 색깔이 고름처럼 짙은 노란색이나 녹색일 때	☐
두부를 으깬 것처럼 하얀 분비물이 굉장히 많이 나오며 몹시 간지러울 때	☐

웬만해서는 여성 청결제를 쓸 필요가 없지만, 꼭 쓰고 싶은 사람도 있을 거예요.
그렇다면 기억해야 할 몇 가지가 있어요.

여성 청결제 체크 리스트

'질 세정제'는 잘못된 말이에요. 질 안은 절대 씻으면 안 돼요.	☐
데오도런트(스프레이, 파우더)를 성기 주변에 쓰지 마세요.	☐
외음부는 약산성(pH 5.3~5.6)을 유지하는 편이 좋아요. 약산성 제품을 쓰세요.	☐
'미백, 소염, 질염 예방, 월경 기간 단축' 같은 문구가 적힌 제품은 피하세요. 여성 청결제는 의약품이 아니라 화장품으로, 이런 문구는 과장 광고예요.	☐
향이 없는 제품을 쓰세요.	☐

언니들의 비밀 상담소

월경 후에 갈색 냉이 나올 때가 있는데 괜찮은 건가요? 색깔이 짙어 걱정돼요.

갈색 냉, 검은색 냉은 간단히 말해 오래된 피예요. 질 점막에는 크고 작은 주름이 엄청 많아요. 그래서 월경이 끝난 뒤에도 주름 사이사이에 묻어 있던 월경혈이 냉과 함께 배출되는 거예요. 탐폰이나 월경 컵을 쓰면 질 안에 남는 찌꺼기가 적어서 이런 뒤끝이 좀 더 빨리 끝나요. 단, 월경주기 언저리가 아닌데 부정 출혈(부정기적으로 나오는 출혈)이 있다면 병원을 찾으세요.

대변을 닦는 습관도 질 위생에 중요하다고 들었어요.

맞아요. 항문과 질, 요도는 그 거리가 짧은 편이에요. 그래서 대변을 닦을 때 뒤에서 앞으로 닦거나 앞뒤로 문지르면, 대변 찌꺼기나 유해균이 질과 요도에 묻어 질염과 요도염이 생길 수 있어요. 대변은 항상 앞에서 뒤로 닦는 습관을 들이도록 해요.

속옷을 살 때마다 어떤 소재로 살까 고민해요.
속옷도 질 건강에 영향을 미칠까요?

우리 몸의 '림프'라는 기관은 온몸의 혈액순환을 하고 남은 찌꺼기를 심장으로 돌려보내는 역할을 해요. 염증이나 암도 이 림프관을 통해 이동하는데, 림프세포가 많이 모이는 곳을 림프절이라고 해요. 사타구니(삼각팬티 라인) 부위에는 다리에서 올라오는 림프가 주로 모이죠.

너무 꽉 끼는 스키니진이나 보정 속옷, 삼각팬티를 입으면 이 부위의 혈액과 림프순환이 잘 안 돼서 다리가 붓기 쉬워요. 또 림프절에 염증이나 고름집이 생기기도 한답니다. 그리고 레이스나 나일론으로 만든 속옷은 땀 흡수와 통풍이 잘되지 않고 소재 때문에 알레르기가 생길 수도 있죠. 그래서 고무줄이 빡빡하지 않은 면 속옷이나 사타구니를 압박하지 않는 사각팬티(드로즈)를 입는 것이 좋아요.

월경

여성이라면 매달 짧게는 이틀에서 길게는 일주일 내내 경험하는 것이 있죠. 사람들은 이것을 '그날'이라거나 '마법'이라고 에둘러 표현하기도 해요. 바로 '월경(생리)' 말이에요. 월경을 잘 모르는 사람들은 "그거 그냥 한 달에 한 번 피 나는 거 아냐?"라고 쉽게 말하곤 해요. 솔직히 우리도 가능하면 티 내지 않고 넘겨 버리고 싶어 하죠.

그렇지만 월경은 우리 여성의 인생에서 꽤 많은 시간을 차지하는 일이에요. 한 달에 한 번 5일씩 40년 동안 월경을 한다면, 인생에서 자그마치 6년 반 동안이나 피를 흘리며 사는 셈이니까요. 그러니 부끄러워하거나 숨기기에는 아주 일상적이고 중요한 일이죠. 이제 월경에 관해 좀 더 제대로 알아보고 싶지 않나요?

월경주기

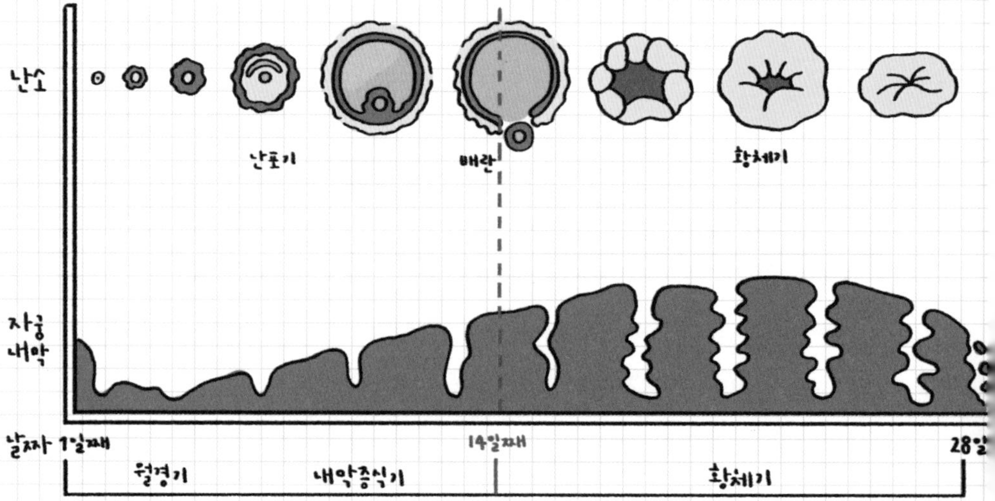

월경기

월경혈이 질을 통해 몸에서
빠져나오면서 월경주기가 시작돼요.
자궁내막이 무너져 내리는 동시에
뇌가 난소를 자극해 새로운
난자를 키우기 시작하죠.

난포기

난포라는 방에 난자를 담아서 키우는데,
난포가 자라면서 에스트로겐이
점점 많이 나와요. 에스트로겐은
자궁내막을 자극해서 피와 조직을
점점 두텁게 쌓아 나가요.

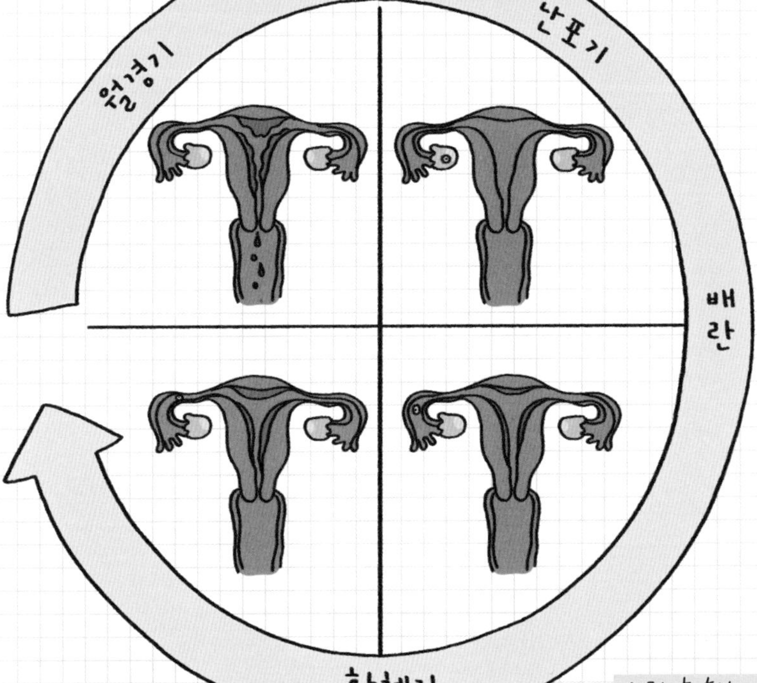

다시, 월경기

난자의 수명은 2일, 길어도 3일이에요.
그 시간이 지나면 난자는 소멸하고, 준비되었던
자궁내막도 떨어져 나오죠. 떨어져 나온
내막 조직과 피가 질을 통해 빠져나오는 게
월경혈이에요. 만약 난자가 수명 내에 정자를
만나면 임신이 되며, 자궁내막은 당분간
떨어져 나오지 않아요.

배란 후 황체기

난포가 최대치까지 자라나면
살짝 터지면서 난자를 배출해요.
이를 '배란'이라고 해요. 난자는 나팔관을 통해
자궁 안으로 이동해요. 난자를 배출한 난포는
쪼글쪼글해지면서 황체가 되는데,
여기서 자궁내막을 무르익게 하는
프로게스테론 호르몬을 만들어요.

월경 중 몸의 변화

월경 중의 호르몬 변화는 자궁과 난소뿐만 아니라 몸 전체에 변화를 일으킨답니다. 이 역시 개인차가 있어요. 어떤 사람은 한 달 주기로 몸 상태의 변화를 민감하게 느끼고, 어떤 사람은 별다른 느낌 없이 지나가기도 해요.

월경기

월경통을 일으키는 물질인 프로스타글란딘이 분비되어 평소보다 몸이 붓거나 설사를 자주 하기도 해요.

난포기

에스트로겐이 분비되어 피부가 매끄러워지고 머리카락에 윤기가 나요. 이 시기에는 집중력도 좋아져요.

황체기

프로게스테론이 많이 분비되면 몸이 붓고 소화가 잘되지 않아요. 배가 빵빵하게 나오기도 하고 기분이 들쭉날쭉하기도 해요. 일상생활에 지장이 있을 정도로 증상이 심한 경우를 월경전증후군이나 월경전불쾌장애라고 해요. 이때는 의사와 상담해 도움을 받는 것이 좋아요.

정상 월경

자신의 월경주기와 기간, 양, 색이 '정상'인지 궁금해하는 사람이 많아요. 물론 이 모든 것에는 개인차가 있어요. 어느 정도까지를 정상으로 볼 수 있는지 살펴볼게요.

주기

월경을 시작한 날부터 다음 월경까지를 한 주기라고 해요. 평균적인 주기는 28일이지만, 사람마다 조금씩 달라요. 주기가 21일에서 35일 사이라면 걱정하지 않아도 괜찮아요. 하지만 21일보다 짧거나 35일보다 길다면 의사와 상의할 필요가 있어요. 그런데 사춘기가 시작될 때는 뇌와 난소가 함께 발달하면서 월경주기를 맞추다 보니, 그 기간이 들쭉날쭉할 수 있어요. 초경 후 1년간은 주기가 불규칙해도 걱정하지 마세요.

기간

월경 기간은 보통 2일에서 7일이에요. 월경을 7일보다 오래 하면 병원을 찾으세요.

양

월경 양은 하루 평균 30밀리리터 정도예요. 한 시간에 한 번꼴로 패드나 탐폰을 갈아야 할 만큼 양이 많다면 병원을 찾으세요.

월경주기를 관리하는 법

산부인과에 가면 기본적으로 최근 월경 시작일을 물어보는데, 따로 기록해 두지 않으면 기억하기 어려워요. 자신의 월경주기를 파악할 수도 없고요. 월경주기를 기록하면 다음 월경 일정을 예측하는 것은 물론, 여행이나 수영을 언제 하면 좋을지, 언제 임신 가능성이 높은지, 언제 가슴이 단단해지고 몸이 무거워지는지도 파악할 수 있어요. 그리고 월경주기가 불규칙할 때도 병원에 가야 하는데, 주기를 기록해 두면 의사와 이야기하기 훨씬 수월하답니다.

월경 시작일 등을 입력하면 주기를 계산해 주고 배란일 등까지 알려 주는 유용한 애플리케이션이 많이 나와 있어요. 저마다 기능이 다르니 자신에게 가장 잘 맞는 애플리케이션을 찾아 활용해 보세요.

핑크 다이어리

대한산부인과의사회에서 만든 한국 애플리케이션이에요. 피임, 임신, 임신 준비 세 가지 모드로 나뉘어 있어 유용해요. 산부인과 전문의가 직접 답을 달아 주는 Q&A 기능도 있어요.

Clue

PMS, 두통, 기분 변화 같은 주기를 구체적으로 관리할 수 있어요. 전 세계 산부인과 의사들이 가장 많이 추천하는 애플리케이션이에요. 인공지능이 주기를 정확하게 예측한답니다.

P tracker

월경주기를 관리할 수 있을 뿐만 아니라 월경 전후 날짜별로 증상이나 기분을 정리할 수도 있어요. 가임기가 되면 꽃이 피는 귀여운 애플리케이션이에요.

색

색은 별로 의미가 없어요. 까만색이면 죽은 피, 빨간색이면 건강한 피라고 생각하는 사람이 많은데 그렇지 않아요. 월경 양이 적으면 배출되는 속도가 느려져서 피가 질 속에 오래 있다가 산화해서 검고, 양이 많으면 바로바로 나오기 때문에 붉을 뿐이에요. 오히려 선혈(선명하고 붉은 피)이 지나치게 많이 나온다면 병원을 찾아야 해요.

가임기 계산하기

월경주기가 규칙적이면 임신이 가능한 시기를 예측할 수 있어요. 다음 월경 예정일 14일 전에 배란이 일어나고, 정자의 평균수명이 5일, 난자의 평균수명이 2일이라는 점을 고려해 가임기를 계산해 보세요.

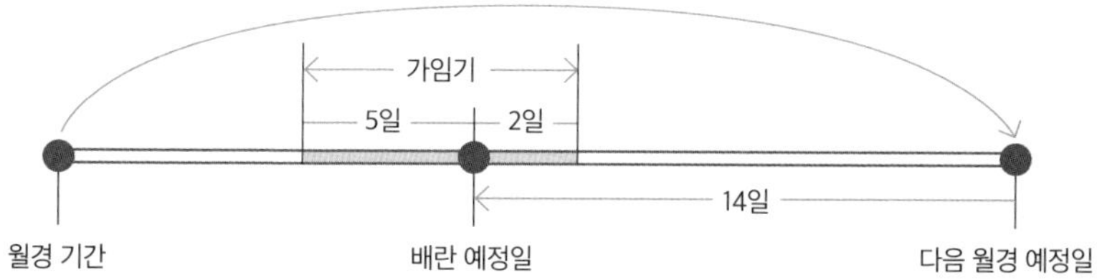

월경주기가 28일인 경우

1월 1일 월경 시작 → 1월 29일 월경 예정 → 예정일에서 14일 전인 1월 15일이 배란일 → 1월 10일부터 17일까지가 가임기

월경주기가 35일인 경우

1월 1일 월경 시작 → 2월 5일 월경 예정 → 예정일에서 14일 전인 1월 22일이 배란일 → 1월 17일부터 24일까지가 가임기

월경주기는 정확하지 않은 경우가 더 많아요. 주기가 불규칙할수록 가임기를 예측하기 복잡해져요. 지난 6개월 동안의 월경주기 중 가장 짧은 주기에서 18일을 뺀 날부터 가장 긴 주기에서 11일을 뺀 날까지가 가임기예요.

예를 들어 월경 시작일이 1월 20일, 2월 18일, 3월 18일, 4월 16일, 5월 12일, 6월 9일, 7월 9일인 사람의 7월 가임기를 계산해 볼까요? 월별 월경주기는 29일, 28일, 29일, 26일, 28일, 30일이죠. 이때 가장 짧은 주기인 26일에서 18일을 빼면 8일, 가장 긴 주기인 30일에서 11일을 빼면 19일이에요. 그러면 7월 9일에 월경을 시작한 경우, 8일째인 7월 16일부터 19일째인 7월 27일까지를 가임기라고 볼 수 있어요.

월경에 관한 악습

옛날에 종교인을 비롯한 많은 사람은 여성이 주기적으로 피를 흘리면서도 죽지 않는 몸을 가졌다고 두려워하거나 숭배했어요. 아직도 일부 지역에서는 월경하는 여성을 불결하다고 여겨 마을과 떨어진 오두막에 가둬요. 해외여행을 하다 보면, 월경 중인 여성은 들어오지 못하게 하는 사원을 볼지도 몰라요. 이것은 모두 잘못된 미신이자 악습이에요.

월경용품 선택하기

초경을 치르고 나서부터는 매달 월경용품을 챙겨야 해요. 꽤 귀찮고 부담스럽겠지만 내 몸의 위생과 안전을 위한 일이니 특별히 신경 써 보도록 해요. 월경용품은 흔히 알려진 일회용 생리대부터 면 생리대, 탐폰, 월경 컵까지 다양해요. 그중에서 자신에게 가장 잘 맞는 제품을 찾아 사용하면 돼요.

일회용 생리대

속옷에 붙이는 직사각형 모양의 패드예요. 일반형과 날개형, 소형·중형·대형 등 모양과 크기에 따라 선택할 수 있어요.

일회용 생리대는 간편하지만, 합성 계면 활성제, 표백제, 인공 향 등 각종 화학물질이 들어 있어요. 생리대와 맞닿는 피부는 입술처럼 표피가 얇아서 해로운 물질이 쉽게 흡수돼요. 외음부 피부가 예민하거나 점막 면역이 좋지 않은 상태라면, 일회용 생리대의 화학물질에 훨씬 민감하게 반응할 수 있어요. 게다가 점막은 화학물질을 피부보다 훨씬 더 잘 흡수해요.

어쩔 수 없이 일회용 생리대를 써야 한다면, 생리대를 구매할 때 어떤

생리대 지원

점점 더 많은 공공 기관에서 생리대를 비치하고 있어요. 생리대가 급히 필요할 때는 가까운 공공 기관 화장실을 검색해서 이용하세요. 기초생활보장법과 한부모가족지원법에 따라 대상이 되는 청소년은 '복지로 온라인신청(online.bokjiro.go.kr)'에서 생리대 바우처 카드를 신청할 수 있어요. 2021년에는 모든 여성 청소년이 월경용품을 지원받을 수 있는 법안이 통과되어 변화가 생길 예정이에요.

성분이 들어 있는지, 모든 성분이 정확하게 표시된 제품인지 꼼꼼하게 확인해 보세요. 외음부 피부가 자주 붓거나 헌다면 인공 향(한방 향, 꽃향기 등)이 없는 제품을 쓰세요. 그리고 4~8시간에 한 번씩 생리대를 교체하세요. 생리대를 너무 자주 갈면 그만큼 화학물질을 자주 접하게 되고, 그렇다고 너무 오래 교체하지 않으면 축축해져서 피부에 습진이 생기거나 생리대에 세균이 증식해 피부 트러블이 일어날 수 있어요.

면 생리대

면으로 만들어서 빨면 재사용할 수 있는 생리대예요. 민감성 피부이거나 월경혈 냄새가 신경 쓰이고 월경통이 심하다면 면 생리대를 써 보세요. 통기성이 좋아 땀이 덜 나고 피부 자극이 적은 데다 월경혈 냄새도 거의 나지 않아요.

면 생리대를 세탁하는 방법은 생각보다 간단해요. 먼저 뜨겁지 않은 물로 면 생리대에 묻은 핏자국을 헹구어 내고, 세제를 묻혀 찬물에 5~6시간 정도 담가 두어요. 그다음에 손빨래하거나 세탁기에 넣어 빨면 돼요. 월경혈이 뜨거운 물에 닿으면 빠르게 응고되어 지워지지 않을 수 있으니 꼭 찬물을 사용해야 해요. 얼룩이 조금 남더라도 깨끗이 빨아 말리면 다시 사용하는 데 아무 문제 없어요. 새하얗게 유지하고 싶다면 과탄산소다와 세제를 넣은 물에 삶으면 돼요. 단, 너무 오래 삶으면 면 생리대의 수명이 짧아질 수 있어요. 세탁한 면 생리대는 햇볕에 말리면 자연

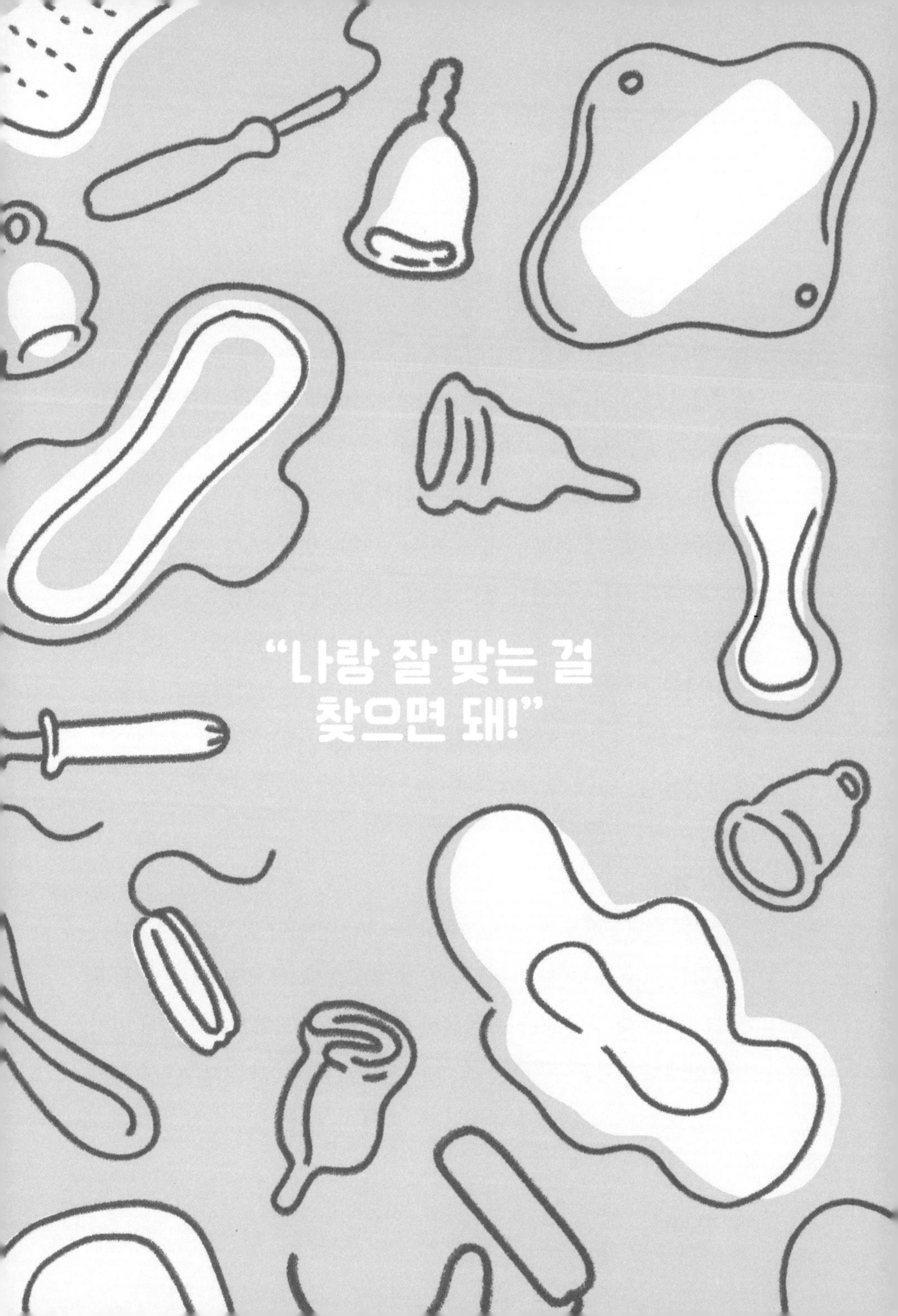
"나랑 잘 맞는 걸
찾으면 돼!"

살균 소독이 돼요.

탐폰

질 속에 삽입해서 월경혈을 흡수하는 원기둥 모양의 작은 솜뭉치예요. 면, 레이온 등의 소재로 만들어졌어요. 몸속에 넣는 방식이라 처음에는 불편할 수 있지만, 넣는 방향과 각도만 익숙해지면 월경 기간에도 자유롭게 활동할 수 있어요. 특히 수영할 때 유용하죠. 탐폰을 삽입하기 전에는 반드시 손과 손톱 밑을 깨끗이 씻어야 해요.

탐폰도 사이즈가 다양한데, '슈퍼'나 '오버나이트'라고 쓰여 있으면 더 크고 두툼하고 흡수력이 좋아요. 문제는 큰 사이즈를 사용할수록 탐폰을 교체하지 않을 가능성이 크다는 거예요. 질 안에 탐폰을 오래 두면 심각한 합병증인 독성쇼크증후군(TSS)을 일으킬 수 있으니, 양에 따라 교체 시간에 차이는 있지만 4~6시간에 한 번씩 교체하고, 최대 8시간을 넘기지 마세요.

월경 컵

실리콘이나 고무로 만든 컵이에요. 8~12시간마다 한 번씩 컵에 담긴 월경혈을 비우고 씻어서 다시 질 안에 넣으면 돼요. 반영구적으로 사용할 수 있어서 환경에 도움이 될 뿐만 아니라 유해 화학물질이 들어 있지 않아 몸에도 영향을 주지 않아요. 하지만 3~4센티미터 크기라 익숙하지 않으면(특히 성 경험이 없으면) 삽입할 때 불편할 수 있어요. 탐폰이 불편하지 않다면 월경 컵을 시도해 보세요.

탐폰과 마찬가지로 월경 컵을 삽입할 때는 손과 손톱 밑을 깨끗이 씻어야 해요. 매번은 아니더라도 월경주기가 끝날 때마다 끓는 물에 소독하는 것도 잊지 마세요.

월경 팬티

월경혈을 흡수하는 기능성 속옷이에요. 생리대를 따로 쓰지 않아도 돼서 편리하고 잘 새지도 않아요. 월경 팬티의 가장 큰 장점은 쓰레기가 나오지 않아 친환경적이고 경제적이라는 거예요. 처음 살 때 비용이 꽤 들긴 해도 오래 쓸 수 있어요. 일회용 생리대도 다양한 사이즈가 있듯이 월경 팬티도 흡수량에 따라 두께나 디자인이 달라요. 양이 많은 날에 입을지, 잠잘 때 입을지 등에 따라 다양하게 선택할 수 있죠. 하지만 월경 양이 아주 많으면 샐 수도 있어서 4~8시간 간격으로 갈아입는 게 좋아요.

참, 보통 '위생 팬티'라는 이름으로 파는 얇은 속옷은 방수 소재라 월경혈이 새는 것을 막지만 월경혈을 흡수하지는 않아요. 탐폰, 생리대, 월경 컵 등을 착용한 뒤 보조적으로 착용하는 속옷이니, 구매할 때 헷갈리지 않게 주의하세요.

월경용품 사용법

월경용품별 사용법을 제대로 파악해 두면 당황하는 일이 없겠죠?

일회용 생리대부터 월경 컵까지 하나하나 사용법을 익혀 보세요.

일회용 생리대

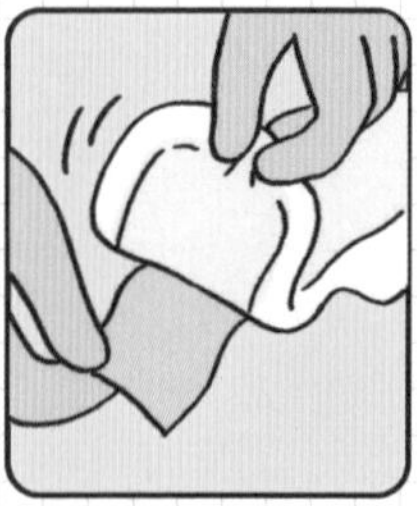

① 생리대 뒷면에 있는 비닐 커버를 떼어 낸다.

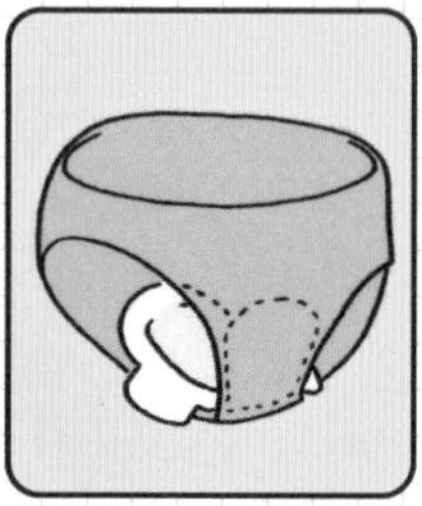

② 생리대 뒷면의 접착제 부분을 속옷 안쪽에 붙인다.

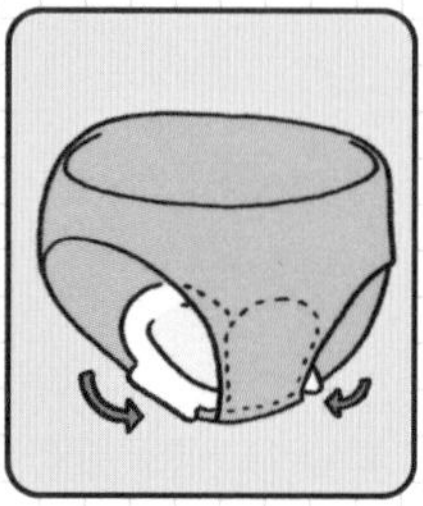

③ 날개형이라면 날개를 뒤로 접어 고정한다.

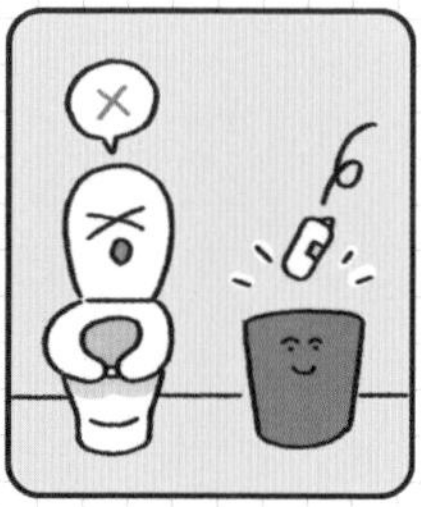

④ 사용한 생리대는 돌돌 말아서 휴지나 생리대 포장지로 한 번 더 감싸서 휴지통에 버린다(변기에 버리면 절대 안 된다).

면 생리대

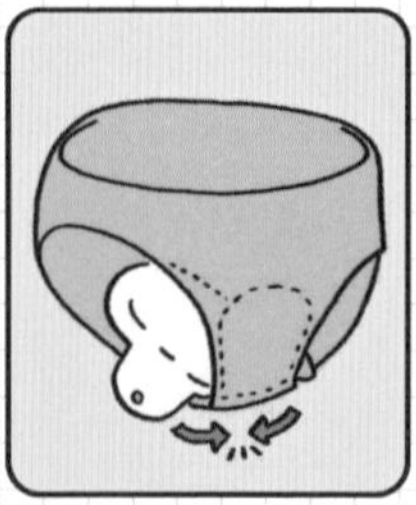

① 면 생리대 뒷면을 속옷 안쪽에 붙인 다음 날개 부분에 달린 똑딱단추로 속옷에 고정한다.

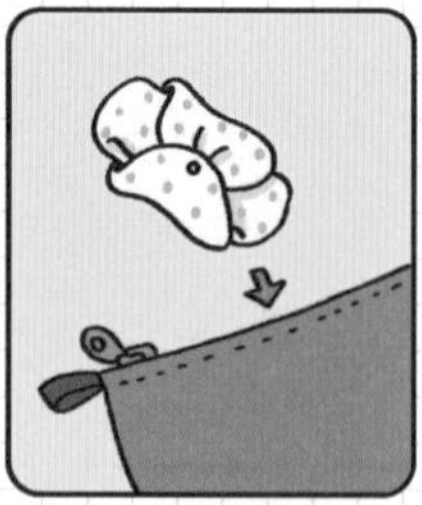

② 외출 시 교체해야 할 경우, 사용한 면 생리대는 돌돌 말아 똑딱단추를 잠근 뒤 휴대용 파우치에 보관한다.

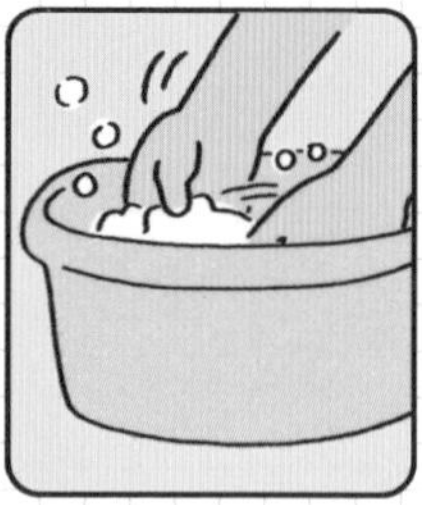

③ 핏자국을 헹군 뒤 세제를 묻혀 찬물에 담가 두었다가 손빨래하거나 세탁기에 넣어 빤다.

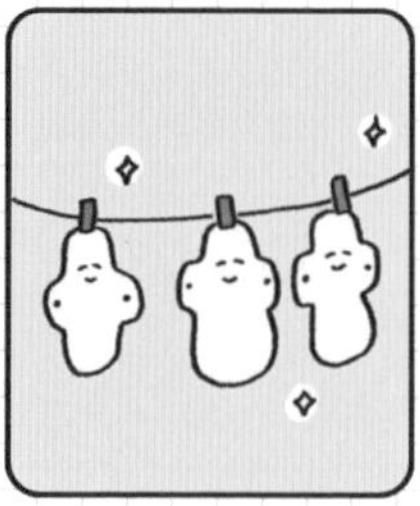

④ 햇볕에 바짝 말린다.

탐폰

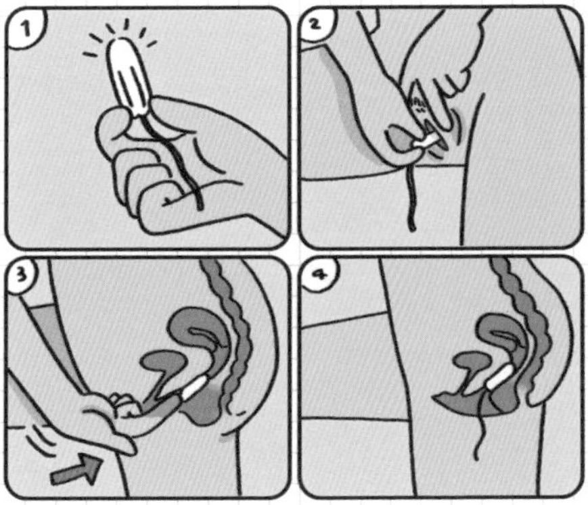

애플리케이터가 없는 탐폰(솜뭉치와 실만 있음)

① 비누로 손을 잘 씻고, 실이 몸 바깥에 나오는 방향으로 탐폰을 잡는다.

② 한 손으로 외음부를 살짝 벌리고 질 입구를 찾아 탐폰의 끝을 밀어 넣는다.

③ 손가락 한 마디가 다 들어갈 정도로 탐폰을 밀어 넣는다. 45도 대각선 위로 넣는다고 생각하면 된다.

④ 완전히 잘 들어가면 별 이물감이 느껴지지 않는다.

애플리케이터가 있는 탐폰

① 비누로 손을 잘 씻는다. 애플리케이터 봉이 나와 있는 상태로 준비한다.

② 실 끝이 봉 뒤로 나와 있는 것을 확인한다.

③ 한 손으로 외음부를 살짝 벌리고 질 입구를 찾아 애플리케이터 끝을 밀어 넣는다.

④ 애플리케이터 몸체가 다 들어갈 때까지 질 안으로 밀어 넣는다. 45도 대각선 위로 넣는다고 생각하면 된다. 봉을 밀어 넣으면 탐폰이 질 깊숙이 삽입된다.

⑤ 애플리케이터를 뺀다. 실을 같이 빼지 않도록 주의한다.

★ 애플리케이터를 넣는 과정에서 통증을 느낀다면 베이비오일이나 윤활제를 살짝 묻혀 넣는 방법도 좋다.

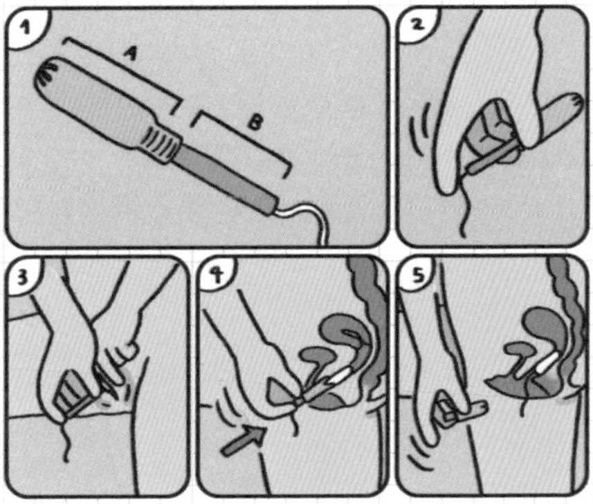

월경 컵

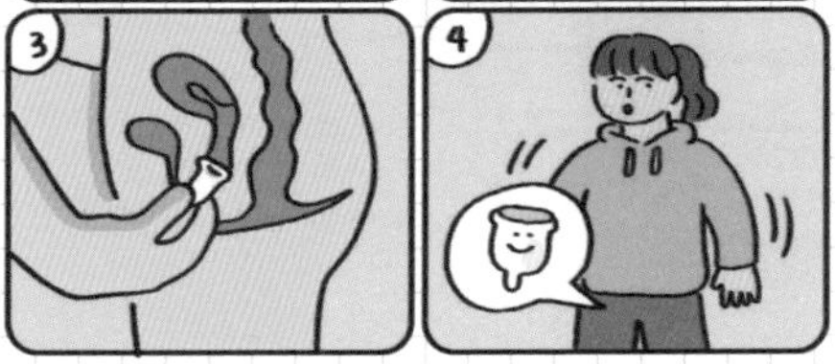

① 비누로 손을 잘 씻는다.

② 월경 컵을 접는다.

③ 한 손으로 외음부를 벌리고 다른 손으로 월경 컵을 질 안에 밀어 넣는다. 45도 대각선 위로 넣는다고 생각하면 된다.

④ 안에서 완전히 잘 펼쳐졌는지 컵의 몸체를 확인한다. 잘 펼쳐지지 않으면 월경혈이 샐 수 있다. 꼬리를 잡고 살살 움직이거나, 변을 보는 것처럼 힘을 주었다 뺐다 하면서 불편하지 않은 위치를 찾는다.

★ 월경 컵을 접는 방법은 매우 다양하니 궁금하다면 247쪽 자료를 참고해도 좋다.

월경 = 임신?
월경도 임신도 선택할 권리

월경을 한다는 것은 곧 임신할 수 있는 몸이라는 뜻이에요. 그렇다면 월경은 오로지 임신만을 위한 것일까요? 이 말은 반은 맞고 반은 틀렸어요. 정확하게 말하면 월경은 임신했을 때 되도록 적게 상처받기 위해 준비하는 과정이에요.

월경을 하는 동물은 영장류와 박쥐, 코끼리땃쥐 정도밖에 없어요. 나머지 동물들은 1년에서 몇 년에 한 번, 임신을 준비하는 시기에만 자궁내막을 준비해요. 그런데 인간이나 영장류의 태아는 모체의 자궁을 강하게 파고들다 보니 모체의 혈액과 영양분을 빼앗아 갈 수 있어요. 그래서 거기에 대항해 자궁내막을 미리 방패처럼 두껍게 만들어 놓는 거죠. 하지만 만들어 놓은 상태로 계속 있으면 에너지가 낭비되니까 한 번씩 무너뜨리는 게 월경이고요. 그러므로 월경은 여성의 몸이 임신이라는 큰 사건에 대비하는 방식이라 할 수 있어요.

그렇지만 "여성은 월경을 하니까 아이를 낳아야 해."라는 말은 "성대가 있는 사람은 다 가수가 되어야 해."라는 말이나 다름없어요. 우리의 할머니나 증조할머니는 서너 명에서 많게는 열 명까지 아이를 낳았던 반면, 요즘은 한두 명만 낳거나 아예 아이를 낳지 않는 사람도 많아요. 옛날과 달리 여성이 결혼이나 출산 여부를 자유롭게 선택하고, 피임법이나 피임 시술 등에 관해서도 잘 알려진 시대이니까요.

이 모든 것이 과학과 인권이 발전해 온 덕분이랍니다. 월경도 하고 싶으면 하고, 임신 계획이 없다면 피임약이나 자궁 내 장치 시술 같은 방법들로 조절할 수 있어요.

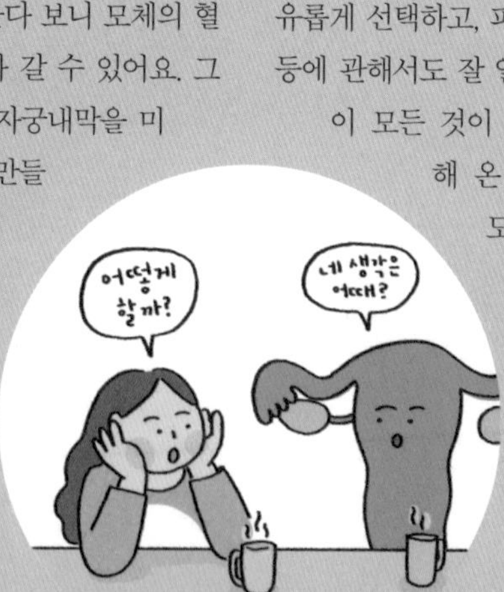

월경전증후군과 월경통

뭐라고요? 매달 피 흘리는 것도 힘들 텐데 아프기까지 하다고요? 초경을 시작하기도 전에 주변에서 월경전증후군이나 월경통 이야기를 들으면 더럭 겁부터 날지 몰라요. 왠지 모르게 억울한 기분도 들겠지요. 실제로 많은 여성이 월경 전이나 월경 기간에 통증을 동반한 다양한 신체적·정서적 증상을 겪어요.

월경전증후군과 월경통은 사람마다 다르게 나타날 수 있고, 정도가 심할 때는 질병으로 간주해요. 특히 월경 전에 무기력감이나 감정 기복을 유난히 심하게 겪는 사람은 '내 성격에 무슨 문제가 있나?'라고 생각하기 쉬운데, 내 성격의 문제가 아니라 호르몬의 변화로 나타나는 증상이라는 거죠. 다시 말해 증상을 완화하는 방법이 있다는 뜻이기도 해요. 그럼 지금부터 차근차근 알아보기로 해요.

월경전증후군

월경하는 여성의 70~80퍼센트가 월경 전에 유방통, 복부 팽만감, 두통 등의 증상을 한 가지 이상 경험한다고 해요. 이 가운데 3분의 1가량은 그 정도가 심하고 증상을 매달 반복적으로 겪어 일상생활에 지장을 받는데, 이를 '월경전증후군(premenstrual syndrome, PMS)'이라고 해요. 기분이 가라앉는 정도와 정신적 어려움이 심한 증상을 '월경전불쾌장애'라 하고요. 생활에 지장이 있을 정도라면 산부인과 상담이 필요하겠지만, 이렇게도 한번 생각해 보자고요.

어느 달에 특히나 힘들었다면, 그달에 무슨 일이 있었는지 곰곰이 생각해 보세요. 시험이나 친구와의 갈등으로 스트레스를 많이 받았는지, 패스트푸드나 인스턴트식품을 자주 먹었는지 등 말이에요. 월경 전 증상은 내 몸이 나에게 보내는 신호이자 경고와 같아요. '이런 건 앞으로 조심하자.' '이제 쉬어 줄 때야.' 하고 속삭이는 몸의 이야기에 귀 기울이며 내 몸에 맞는 생활 습관을 찾아보세요.

월경통

월경이 가까워지면 몸이 조금씩 신호를 보내요. 몸이 붓고, 가슴이 부풀거나 아프고, 식욕이 변하기도 하죠. 월경통은 떨어져 나온 자궁내막을 몸 밖으로 배출하는 과정에서 자궁을 꽉 짜내는 물질이 나오면서 생

월경전증후군과 월경통에 좋은 생활 습관

월경전증후군과 월경통을 완화하는 대표적인 생활 습관을 소개할게요. 다만 모든 사람에게 효과가 있는 것은 아니에요. 그러니 다음 내용을 참고해 하나씩 시도해 보면서, 자기한테 가장 잘 맞는 생활 습관을 찾아보세요.

월경전증후군에 좋은 생활 습관

- □ 짠 음식 섭취 줄이기
- □ 적절한 휴식을 취하고 유산소 운동 하기
- □ 칼슘이 풍부한 음식(요구르트, 시금치 등) 섭취하기
- □ 카페인과 알코올 섭취 줄이기
- □ 유방통이 있다면 달맞이꽃종자유 챙겨 먹기

월경통에 좋은 생활 습관

- □ 캐모마일 티나 라벤더 티처럼 긴장을 풀어 주는 따뜻한 허브차 마시기
- □ 좋아하는 사람과 포옹하기
- □ 면 생리대 사용하기
- □ 매일 스트레칭하기
- □ 핫팩이나 물주머니로 배를 따뜻하게 하기
- □ 족욕으로 체온 높이기
- □ 지방이 적은 음식, 불포화 지방산이 많이 들어 있는 견과류, 마그네슘, 비타민 E, 비타민 C 먹기
- □ 혈당을 올리는 초콜릿, 설탕 섭취 줄이기
- □ 정제된 탄수화물(흰쌀밥, 면류, 흰 빵) 섭취 줄이기
- □ 진통제의 도움 받기

기는 통증이에요. 주로 월경 전후에 생기고, 아픈 부위도 허리·다리 등 사람마다 달라요.

월경전증후군과 월경통은 자연스러운 증상이지만, 통증이나 감정 기복이 너무 심해 일상생활에 지장을 준다면 호르몬을 조절하는 방법도 있어요. 주변의 어른이나 의사와 상의해 보세요.

진통제

월경전증후군과 월경통이 심할 때는 진통제의 도움을 받을 수 있어요. 특히 월경통에는 이부프로펜, 나프록센 성분이 들어 있는 진통제가 큰 도움이 돼요. 약병에 적힌 대로만 먹으면 부작용이나 내성이 생길 위험은 적어요. 통증을 느끼고 나서 먹으면 약효가 나타날 때까지 시간이 오래 걸리니, 아프기 전에 먹도록 해요.

병원에서 처방하는 진통제는 무척 다양해요. 한 주기에 약국에서 산 약 한 통을 다 먹었다거나 약을 먹어도 통증이 가시지 않는다면, 의사와 상의해 나에게 맞는 진통제를 찾아보세요.

시중에서 살 수 있는 진통제의 성분과 특징은 다음과 같아요.

제품명	성분	특이 사항	복용 권장량
타이레놀	아세트아미노펜	소염 작용이 없어서 월경통에는 추천하지 않아요.	1일 4000mg 이내
애드빌, 부루펜	이부프로펜 200mg		1회 1~2알 1일 3~4회
그날엔	이부프로펜 75mg 카페인 40mg 아프로날 30mg	아프로날 성분이 진정 작용을 해서 졸릴 수 있어요.	1회 2알 1일 3회
그날엔큐삼중정	이부프로펜 75mg 카페인 40mg 아프로날 30mg 산화마그네슘 50mg	마그네슘이 들어 있어 월경전증후군에 도움이 될 수 있어요.	1회 2알 1일 3회
펜잘레이디정	이부프로펜 200mg 파마브롬 50mg 메타규산알루민산마그네슘 100mg	파마브롬은 이뇨제로, 몸이 붓거나 유방통이 있을 때 잘 들어요. 메타규산알루민산마그네슘은 제산제로, 속쓰림을 방지해요.	1회 1알 1일 3회
탁센이브연질캡슐, 이지엔6이브연질캡슐, 프리에나연질캡슐	이부프로펜 200mg 파마브롬 25mg	파마브롬은 이뇨제로, 몸이 붓거나 유방통이 있을 때 잘 들어요.	1회 1알 1일 3회
캐롤에프정	이부프로펜아르기닌 200mg	위장에 부담이 덜해요.	1회 1~2알 4~6시간마다 복용
이지엔6스트롱연질캡슐, 탁센연질캡슐	나프록센 250mg		1회 1알 1일 3회
이지엔6프로연질캡슐	덱시부프로펜 300mg		1회 1알 1일 3회
부스코판플러스정	아세트아미노펜 500mg 스코폴라민 10mg	진경 작용이 있어 뒤틀리는 통증이나 설사를 할 때 좋아요.	1회 1~2알 1일 3회

★ 게보린, 사리돈에이에는 이소프로필안티피린이라는 성분이 들어 있는데, 혈액질환이나 신경학적 질환을 일으킬 수 있어서 추천하지 않아요.

★ 위 표에서 아세트아미노펜, 이부프로펜, 덱시부프로펜, 나프록센이 진통 성분이에요. 아세트아미노펜 < 이부프로펜 < 덱시부프로펜 < 나프록센 순으로 진통 효과가 세다고 하는데, 사람마다 다를 수 있으니 자신에게 잘 맞는 진통제 성분과 용량을 찾아보세요.

언니들의 비밀 상담소

가끔 월경을 건너뛸 때가 있는데 괜찮을까요?

월경은 몸에 자원과 에너지가 남아 임신과 출산을 할 수 있을 때 나오는 거예요. 심한 스트레스를 받거나 영양 상태가 불량하거나 심한 운동을 한 경우, 몸이 '지금 위험한 상태구나.'라고 인지해서 월경을 한 주기 정도 건너뛸 수 있어요. 한 달을 건너뛰고 그다음 달부터 본래 패턴으로 월경을 한다면 괜찮아요. 하지만 세 달 이상 월경이 없거나 1년에 8번 이하로 월경을 한다면 꼭 병원을 찾으세요.

월경은 결국 나쁜 찌꺼기가 몸에서 빠져나가는 거죠?

소변과 대변처럼 몸 아래에서 나오기 때문인지, 월경혈을 노폐물이나 찌꺼기라고 생각하는 사람이 많아요. 그래서 자궁에 염증이나 질병이 생겨 월경혈이 지나치게 나오는 과다월경 상태인데도 노폐물이 잘 빠져나간다고 생각해서 병원을 찾지 않는다든가, 월경통이나 피임을 위해 월경 중단 치료를 할 때 거부감을 느끼고는 해요. 그렇지만 앞서 이야기했듯이 월경은 호르몬 주기의 결과일 뿐이지, 그 자체로는 나쁜 것도 좋은 것도 아니에요.

월경 때만 되면 몸이 부어요. 살이 찌는 건가요?

월경을 시작하기 전을 황체기라고 하는데, 이때는 우리 몸에 수분을 저장하는 호르몬이 많이 나와서 가슴이 붓거나 얼굴과 배에 빵빵한 느낌이 들 수 있어요. 절대 살이 찐 게 아니니 걱정하지 마세요. 짜지 않게 먹으면 붓기를 줄이는 데 도움이 될 거예요.

월경 중에 섹스하면 임신이 안 되는 거 맞죠?

만약 일주일 정도 월경을 하고 마지막 날 섹스를 했다고 가정해 봐요. 정자는 5일간 살 수 있어요. 월경주기가 25~26일이라고 한다면, 배란은 월경 시작일부터 11~12일 정도에 일어날 거예요. 그럼 수정이 가능한 거죠. 특히 청소년기에는 월경주기가 불규칙할 수 있고, 배란이 언제 일어날지 예측하기가 어려워요. 그러니 월경 중이라고 안심하지 말고 반드시 콘돔 등의 피임법을 사용해야 해요.

월경 중에 섹스하면 건강에 좋지 않은지 궁금해하는 사람도 많아요. 원한다면 해도 돼요. 월경 중에 성욕이 더 강해지는 사람도 있고, 만족스러운 성관계를 통한 오르가슴이 월경통을 줄이기도 해요. 단, 월경 중에는 자궁경부가 평소보다 좀 더 열려 있고, 피로 인해서 질 안이 염기성 환경이 되어 여러모로 감염에 취약해지므로 콘돔을 반드시 사용해야 해요.

초경을 하면 성장이 멈추나요?

우리 인생에서 키가 가장 많이 크는 시기는 사춘기가 시작되고 나서 초경을 하기 전까지예요. 초경 이후에도 평균 7센티미터 정도는 더 큰답니다. 만 15~16세의 키가 다 자란 키에 가깝다고 보면 되지만, 자세와 운동 습관에 따라 더 자라기도 하니까 꾸준히 운동을 해 주면 좋아요.

몸 × 섹슈얼리티

섹슈얼리티란 우리가 스스로를 성적인 존재로 인정하고 받아들이는 방식을 의미해요. 내가 스스로 어떤 성적 존재라고 느끼는지와 타인과의 관계에서 느끼는 성적 감정, 관계 맺기를 모두 포괄하는 말이에요. 우리의 성과 사랑이 몸에서 어떻게 일어나고 연결되는지 들여다볼까요?

성 정체성과 성적 지향

청소년기는 자신의 정체성을 찾아가는 시기이기도 해요. 정체성(identity)이란 스스로를 어떤 존재라고 생각하는지를 뜻하는 말이에요. 쉽게 말해 자기소개와 비슷하죠. "나는 고양이를 좋아하는 사람이에요. 나는 평화주의자예요. 나는 우리 부모님의 둘째 딸이고 황인종이고 한국인이에요."라고 소개하듯이요.

그중에서도 '성 정체성'은 성적인 측면에서 내가 나를 어떻게 생각하는지를 말해요. 누구나 자신을 여성이나 남성 또는 그 중간 어디쯤이라고 느낄 수 있어요. 아기가 태어나면 여성인지 남성인지를 판단해서 생물학적 성별을 지정받는데, 대다수 사람들은 그 결과를 그대로 받아들이지만 그러지 않는 사람도 있고 시간이 흐르면서 바뀌는 사람도 있어요.

지정 성별과 젠더

아기를 보면 어른들이 맨 먼저 물어보는 말이 있죠? "여자아이예요, 남자아이예요?" 아기가 태어나면 산부인과 의사와 소아과 의사가 아기의 외음부를 확인해서 음경이 있으면 남성, 음순이 있으면 여성이라고 체크해요. 이를 지정 성별이라고 해요. 지정 성별에 맞춰 출생신고를 하고 나면 아이는 여성 또는 남성으로 길러지죠.

그 과정에서 사회적 관습에 따른 성별 고정관념의 영향을 받기도 해요. 예를 들어 여자아이에게는 분홍색 옷과 인형을 사 주고, 남자아이에게는 파란색 옷과 로봇을 사 준다든지 말이에요. 이렇듯 한 사람이 자신을 여성/남성으로 생각하는지, 어느 정도의 여성성/남성성을 표현하고 싶은지는 생물학적으로 가지고 태어난 성뿐만 아니라 양육 과정과 사회 관습의 영향을 받아요. 이를 사회적 성, 젠더(gender)라고 해요.

무엇이 우리의 성을 결정할까?

생물학적 성별을 지정하는 데에도 여러 가지 기준이 있어요.

염색체와 유전자

양쪽 부모에게서 절반씩 받은 23쌍의 유전자 가운데 마지막 쌍은 성염색체예요. 이 성염색체가 XX면 여성, XY면 남성이 돼요. 엄마가 만든

성염색체와 유전자

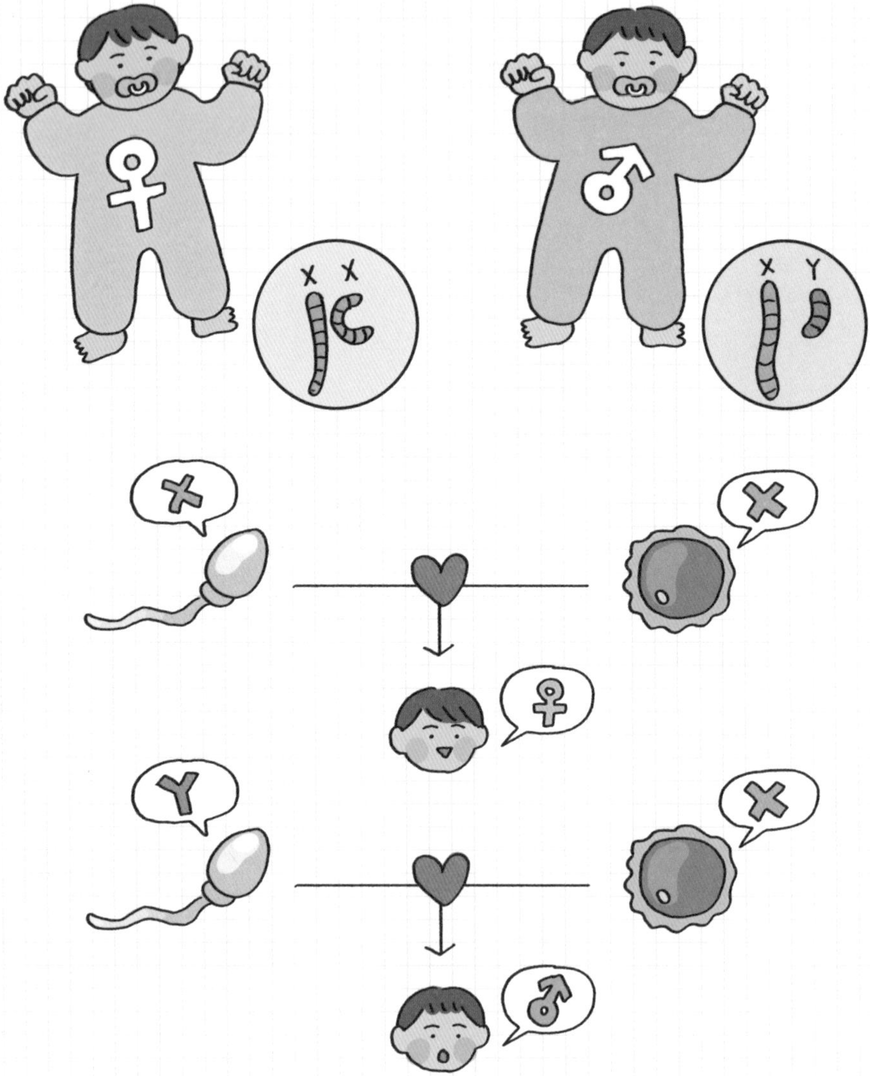

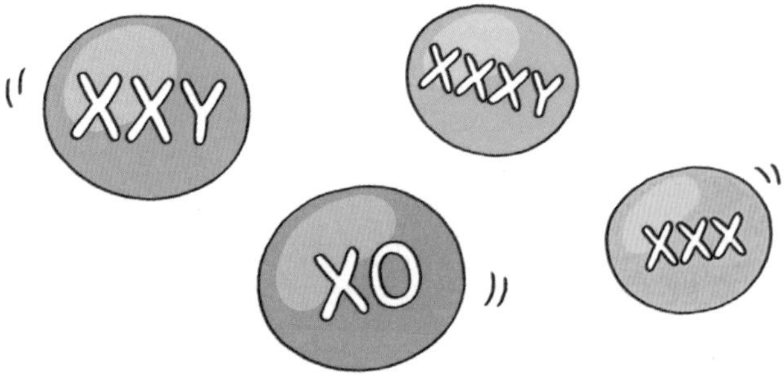

난자는 X만 가졌고, 아빠가 만든 정자는 X와 Y를 가지고 있어서, 이들이 만날 때 여성이 될지 남성이 될지 정해지는 거죠.

그런데 이 과정에서 XO나 XXY 같은 조합이 나오기도 하고, XX인데 남성의 성기를 가지고 태어나는 사람도 있다는 사실이 밝혀졌어요. 염색체보다 더 작은 단위인 유전자가 세세하게 성을 만들기 때문이에요.

외성기와 내성기

여성 태아와 남성 태아는 수정란부터 임신 10주까지의 기간 동안 생김새가 똑같아요. 똑같은 재료로 시작해서 다양한 유전자의 연속 작용을 통해 외성기와 내성기가 만들어지는 거예요. 앞에서 남성의 음경에 해당하는 부위가 여성의 음핵이라고 했던 말을 기억하나요? 생식 결절이라는 부위가 음경으로 자라난 사람은 남성, 음핵으로 자라난 사람은 여성이 된다고 했죠.

그런데 유전자에 선천적 변이가 있는 경우에는 형태가 모호한 성기를 가지고 태어날 수도 있고, 여성과 남성의 성기를 다 가지고 태어날 수도 있어요. 이를 가리켜 간성(intersex)이라고 해요.

인구 100명 중 1명은 유전자나 염색체, 외성기나 내성기가 전형적인 여성/남성의 구분에 들어맞지 않는다고 해요. 이러한 간성은 어릴 때 부모와 의사에 의해 한쪽 성으로 결정되어 버리는 경우가 많았어요. 하지만 요즘은 자신의 몸이 어떤 상태인지, 어떤 몸으로 살고 싶은지, 사춘기에 몸이 어떻게 변하는지 경험하고 충분히 고민한 뒤에 스스로 결정할 수 있게 해야 한다는 학계의 목소리가 점점 커지고 있어요.

독일에서는 2019년부터 출생증명서나 여권과 같은 공문서에 성별을 표기할 때 여성, 남성 말고도 다양성 칸을 하나 더 마련했어요. 반드시 둘 중 하나의 성별로 살아야 한다는 관념을 바탕으로 하는 사회제도가 사람들을 차별이나 편견으로 몰아넣는다면, 제도를 바꾸는 것도 차별을 없애는 방법이 될 수 있겠죠. 독일 외에 호주, 캐나다 등에서도 이에 관해 진지하게 고민하고 있다고 해요.

시스젠더와 트랜스젠더

많은 사람이 여성으로 태어나면 자신을 여성으로 인식하고, 남성으로 태어나면 자신을 남성으로 인식해요. 이렇게 태어나 법적으로 부여받은 성별과 스스로 생각하는 자신의 젠더가 같은 사람을 시스젠더(cisgender)라

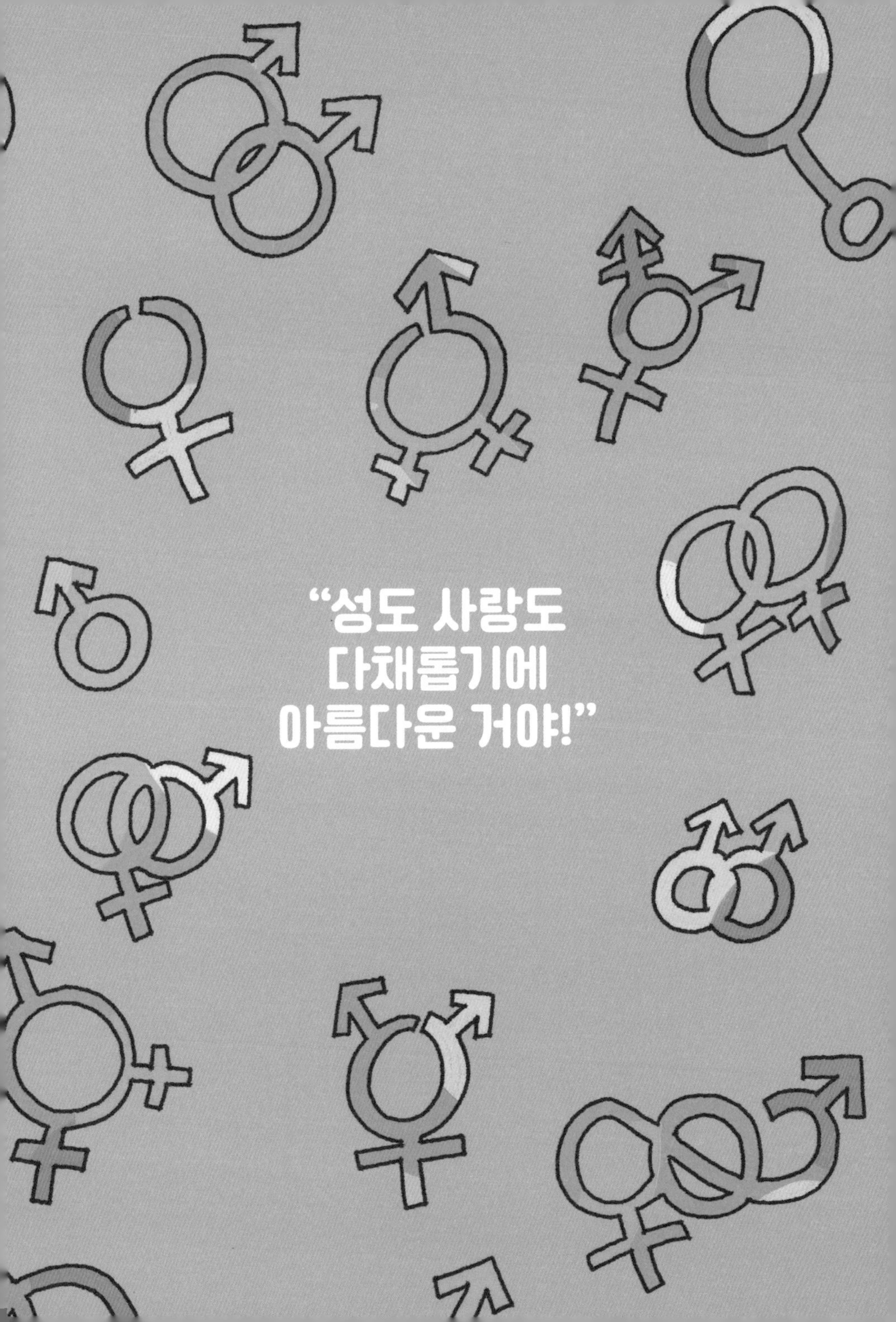
"성도 사랑도
다채롭기에
아름다운 거야!"

고 해요. 그런데 전체 인구 중 0.5~1퍼센트는 태어난 성별과 스스로 생각하는 자신의 젠더가 달라요. 이들을 트랜스젠더(transgender)라고 해요.

트랜스젠더는 그런 불일치를 평생 느끼기도 하고, 살면서 일시적으로 느끼기도 해요. 자신에게 맞는 성의 옷을 입거나 화장을 하는 것으로, 또는 호르몬 치료나 수술을 하는 것으로 자기를 표현하기도 하고, 법적으로 등록된 성별을 바꿔서 주민등록번호를 다시 받기도 해요.

시스와 트랜스

시스젠더의 '시스(cis)'는 라틴어로 '같은' '평행한'이라는 뜻이고, 트랜스젠더의 '트랜스(trans)'는 라틴어로 '넘다' '건너다'라는 뜻이에요.

다채로운 성적 지향

성적 지향은 한 사람이 다른 사람에게 느끼는 끌림이나 사랑의 감정을 말해요. 여성과 남성이 만나 연애하거나 사랑에 빠진다고 생각하며, 실제로 이성에게 매력을 느끼는 사람이 많을 거예요. 그러나 세상에는 훨씬 더 다양한 형태의 사랑이 있어요.

자신과 다른 성에게 끌리는 경우를 이성애(heterosexual), 같은 성에게 끌리는 경우를 동성애(homosexual), 두 성에게 모두 끌리는 경우를 양성애(bisexual), 아무 성에게도 끌리지 않는 경우를 무성애(asexual)라고 해요. 남성에게 끌리는 남성을 뜻하는 게이(gay), 여성에게 끌리는 여성을 뜻하는 레즈비언(lesbian)이라는 단어도 있어요. 많은 사람이 사랑의 감정을 두고 다양한 고민을 해 왔듯이 성적 지향을 의미하는 단어도 그만큼 다채롭게 존재해요. 어떤 사람은 자신의 사랑과 욕망을 일찌감치 확신하기도 하고, 어떤 사람은 성장하고 고민하면서 성적 지향이 달라지기도 하죠.

동성애를 교리에 어긋난다고 말하는 기독교나 이슬람교 같은 종교의 영향, 정신 질환이라고 오해한 과거의 의학 지식 등 여러 원인으로 인해 성소수자들은 오랫동안 탄압과 처벌을 받아 왔어요. 동성애를 드러내는 것이 금기시되는 상황에서 성소수자들은 위축될 수밖에 없었죠. 반면 고대 그리스에서는 남성 간의 사랑을 가장 고귀하다고 여겼던 사실을 보면, 시대별·사회별 문화적 배경과 성적 지향은 연관성이 크다고 볼 수 있어요.

왜 어떤 사람은 동성을 사랑하고 어떤 사람은 이성을 사랑하는지, 아직까지는 과학적으로 분명한 답을 찾지 못했어요. 하지만 어떻게 사랑에 한 가지 답만 있겠어요. 분명한 사실은, 내가 흑인이나 백인이 되고 싶다고 해서 될 수 없듯이, 내가 누구에게 끌리는지는 의지로 선택하거나 타인에 의해 억지로 바꿀 수 있는 일이 아니라는 거예요. 그렇기에 누가 옳고 누가 그른 문제도 아니고, 누가 정상이고 누가 비정상적인 문제도 아니에요.

성소수자

시스젠더가 아닌 성 정체성을 지닌 사람, 이성애가 아닌 성적 지향을 지닌 사람, 여성/남성의 이분법에 해당하지 않는 신체나 염색체를 가진 사람을 포괄해서 성소수자라고 해요. 보통 전체 인구의 2~5퍼센트 정도를 차지한대요. 20명 중 1명은 있다는 뜻이죠. 다양한 성소수자를 아울러 '퀴어(queer)'라고도 해요.

성소수자의 인권을 외치는 퀴어 퍼레이드

1970년 6월 28일, 미국 뉴욕에서 성소수자들이 거리로 뛰쳐나와 퍼레이드를 열었습니다. 한 해 전인 1969년, 미국 경찰관들이 게이바를 습격했고 이에 저항하는 시위가 있었는데, 1년 뒤에 이 사건을 기념하는 퍼레이드가 열린 거예요. 이것이 바로 세계 최초의 퀴어 퍼레이드였어요. 전 세계의 수많은 도시에서 성소수자들이 축제를 열고 행진하며 목소리를 내는 시발점이 되었죠.

우리나라는 2000년부터 서울에서 열린 퀴어 문화 축제를 시작으로 해마다 대구, 부산, 제주, 전주, 인천, 광주, 경남, 청주 등 여러 지역에서 퀴어 퍼레이드가 이어지고 있어요. 처음에는 70명이 참여했던 행진이 이제는 전국적으로 약 15만 명이 참여하는 대규모 축제로 성장했어요. 이날이 되면 광장에 다양한 행사 부스와 무대가 설치되고, 공연이 열리고, 퀴어를 상징하는 무지개색 깃발이 물결치죠.

그런데 2020년, 코로나19 사태가 장기화하자 퀴어 축제도 무기한 연기될 수밖에 없었어요. 그러자 '닷페이스'라는 이름의 미디어 스타트업에서 새로운 형태의 축제를 시도했어요. 이곳에서 제공하는 누리집에서 자신의 아바타를 만든 뒤 '#온라인퀴퍼(온라인 퀴어 퍼레이드)' '#우리는없던길도만들지'라는 이름으로 SNS에 올리면, 모든 참가자의 사진이 같은 해시태그로 연결되었어요. 축제 참가자들이 행진하는 풍경을 온라인으로 옮긴 거죠. 무려 2만 4천여 명의 누리꾼이 이 온라인 퍼레이드에 참여해 새로운 형태의 축제를 마음껏 즐겼답니다.

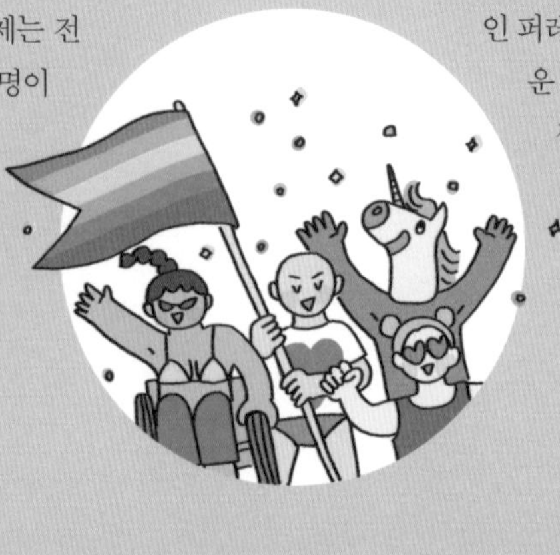

언니들의 비밀 상담소

내가 동성애자라는 사실을 깨닫고 혼란스러워하다가 청소년 상담소에 상담을 요청했어요. 상담사가 '치료'를 받으라고 권하더라고요. 제 고민에 공감해 주고 좀 더 전문적인 상담을 해 줄 기관은 없을까요?

〉〉〉〉 성적 지향은 '치료'받거나 '교정'할 수 있는 게 아니에요. 끊임없이 자신의 내면을 탐구해서 찾아 나가는 것이지, 타인에 의해 바뀌는 것이 아니랍니다. 다만 남들과 다른 성적 지향 때문에 힘든 점이 있거나 이 사실을 어떻게 받아들이고 즐겁게 살 수 있을지 알고 싶다면 전문가의 도움을 받아도 좋겠죠. 젠더가 사회적으로 어떻게 만들어졌는지를 이해하고 사람들의 다양성, 특히 성 정체성과 성적 지향의 다양성을 존중하는 태도를 '성인지 감수성'이라고 해요. 치료를 권한 상담사는 성인지 감수성이 빵점이에요. 아래에 소개하는 기관이나 단체를 참조하세요.

청소년 성소수자 위기지원센터 **띵동**	https://www.ddingdong.kr	02-924-1224	위기 상황에 놓인 청소년 성소수자들에게 편안한 상담과 지원을 하는 곳이에요. 안전한 상담과 지원을 위해 주소를 공개하지 않으니, 방문하고 싶다면 미리 연락하세요.
성소수자알권리 보장지원 **노스웨스트 호**	https://theshipnorthwest.tistory.com		성소수자와 관련한 의료·상담·생활·복지 등의 정보를 제보받아 공유하는 플랫폼이에요.
한국레즈비언 상담소	https://lsangdam.org	02-703-3542	성소수자의 인권을 보호하고 성소수자 차별이 없는 사회를 만들기 위해 문화, 교육, 상담, 홍보 활동을 하는 단체예요.
한국게이인권 운동단체 **친구사이**	https://chingusai.net	02-745-7942	

청소년 성소수자의 이야기에 귀 기울이는 책 『무지개 성 상담소』도 읽어 보기를 추천해요. 성 정체성과 성적 지향을 고민하는 청소년들에게 많은 도움이 될 책이랍니다.

갈등

어릴 때 혹시 '소녀 백과'라는 제목의 책을 읽은 적이 있나요? 6~8세 여자 아이를 대상으로 하는 이 어린이 만화 시리즈는 출판사마다 조금씩은 다르지만 거의 비슷한 내용으로 이루어져 있어요. 주로 사회가 여자아이들에게 요구하는 행동 규범, 특히 친구 관계에서의 태도에 관한 내용을 다루죠.

그런데 이런 책들이 주장하는 이상적인 여자아이의 모습은 언제나 정해져 있어요. 바로 사랑받는 아이, 인기 있는 아이, 누구나 친해지고 싶어 하는 아이죠. 그런 아이가 되려면 항상 웃고, 친절하고, 다정하며, 상대방을 배려해야 한다고 말해요. 그래야 친구를 많이 사귈 수 있고, 모든 이에게 사랑을 받을 수 있대요. 그런데 마냥 참기만 하면 내 속은 괜찮을까요? 사람 사이에는 늘 마찰과 갈등이 있기 마련인데 어떻게 매번 다정하게만 대할 수 있죠?

친구들에게 둘러싸인 완벽한 소녀?

우리는 친구들과 잘 지내라는 말을 귀에 못이 박히도록 듣고 자랐어요. 외향적이고 사교적인 사람들을 사회성이 높다고 평가하고요. 그러다 보니 혼자인 상황을 상상하기 어려워해요. 학교에서 쉬는 시간이나 이동수업 시간, 점심시간에 친구 없이 혼자서는 소외감을 느끼거나 어색해하는 것도 이런 고정관념에 익숙해졌기 때문이에요. 그래서 어쩌다 친구에게 섭섭한 일이 있어도 서로 멀어질까 봐 두려워 문제를 모른 척하고 지나가기도 해요. 단짝과 멀어지면 혼자 외로울까 봐, 내 편이 아무도 없을까 봐 내 생각과 감정을 쉽게 드러내지 못하는 거죠.

친구에게 화났을 때 "너랑 절교야!"라고 말하며 돌아섰던 경험이 있나요? 왜 그때 나는 "사실 너에게 화가 났어."라고 말하지 않고 "너랑 안 놀아."라고 말했던 걸까요. 진심으로 건강하고 좋은 관계를 이어 가고 싶다면, 오히려 감정을 드러내고 서로 대화하며 문제를 해결해야 하지 않을까요? 어쩌면 우리는 좋은 관계를 만들려고 애쓰기보다 관계를 깨뜨리지 않기 위해 더 많은 에너지를 쓰는지도 모르겠어요.

일을 더 악화시키는 간접 해결

물론 친구를 사귀고 사회성을 기르는 일은 가치 있고 중요해요. 하지만 우리 사회는 여성, 특히 어린 여성에게 인내와 배려를 지나치게 요구

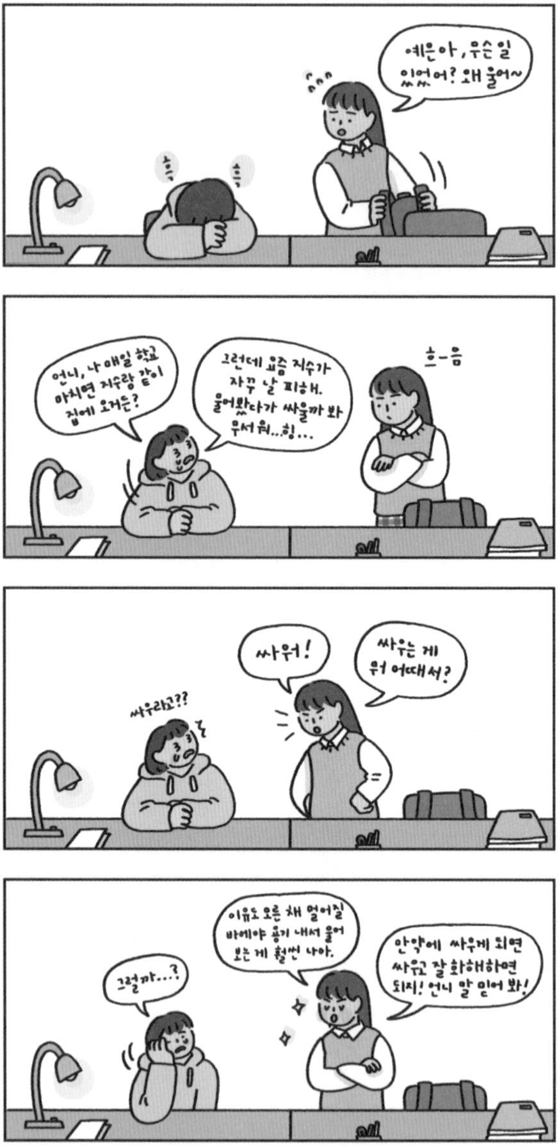
흑
흑
예은아, 무슨 일 있었어? 왜 울어~
언니, 나 매일 학교 마치면 지수랑 같이 집에 오거든?
그런데 요즘 지수가 자꾸 날 피해. 물어봤다가 싸울까 봐 무서워…힝…
흐-음
싸우라고??
싸워!
싸우는 게 뭐 어때서?
그럴까…?
이유도 모른 채 멀어질 바에야 용기 내서 물어보는 게 훨씬 나아.
만약에 싸우게 되면 싸우고 잘 화해하면 되지! 언니 말 믿어 봐!

해요. 남자아이들끼리 크게 말다툼하거나 치고받고 싸우는 일은 흔히 겪는 자연스러운 성장 과정이라고 치부하는 반면, 여자아이들끼리 몸싸움을 벌이는 건 유별난 일이라고 여겨요. 이상하게도 여성이 상대방과 몸으로 부딪치는 일은 '여자답지 못한' 일로 받아들여지고, 여성끼리 의견이 충돌하면 '여자의 적은 여자'라는 놀림으로 이어질 때가 많아요.

이 같은 분위기에서는 여성이 자신의 의견과 감정을 드러내고 갈등에 대처하는 법을 제대로 배우지 못해요. 그저 참거나 침묵해서 자신의 불쾌함을 표현하거나 다른 사람에게 갈등을 호소하는 방식으로 에둘러 해결하게 되죠. 이 방법은 상대방과 직접 부딪치지 않는 장점이 있지만 대개는 모두에게 상처를 남겨요. 서로 이유를 알지 못한 채 멀어지거나 가까운 무리 속에서 나만 모르는 비밀이 생기거나 나에 관해 무언가 부정적인 헛소문이 도는 것도 갈등을 직접 해결하지 않았을 때 벌어지는 일들이죠.

잘 숨기기보다 잘 싸우기

다른 사람과의 관계에서는 갈등이나 문제가 생길 수밖에 없고, 이를 드러내서 해결하는 과정 자체가 우리의 내면과 관계를 튼튼하게 만든다는 사실을 기억해야 해요. 사랑받기 위해, 모나지 않았다는 소리를 듣기 위해, 성격 좋다는 소리를 듣기 위해 참는 것은 내 정신 건강에도 상대방의 변화에도 좋지 않아요.

무엇이 나를 화나게 하는지 명확하게 인지하고, 해결책을 찾아보고, 서로의 성격과 배경을 이해하려고 노력해 보세요. 불만을 느끼는 지점을 에둘러 표현하지 않고 명확히 드러내는 것, 상대방에게 내 감정을 잘 전달하는 것, 서로의 처지를 이해하고 절충안을 찾는 것, 상대방이 이야기할 때는 시간과 마음을 들여 충분히 들어 주는 것, 상대방의 의견이 내 생각과 다르더라도 그 자체로 존중하는 것. 이것들은 친구 관계뿐 아니라 부모님과의 관계, 연인과의 관계, 선생님과의 관계, 나아가 미래의 직장 상사·동료와의 관계나 자녀와의 관계에까지 꼭 필요한 자질이에요.

연애

지금 누군가와 연애 중인가요? 또는 이른바 썸을 타고 있나요? 아니면 연애에 별 관심이 없나요? 어떤 사람은 사랑에 빠지고 그 관계를 발전시켜 가면서 행복을 느끼죠. 평생 한 사람하고만 사랑하는 사람이 있는가 하면, 동시에 여러 명에게 애정을 느끼는 사람도 있어요. 사랑에 빠진 상태가 너무나 달콤하고 행복해서 연애를 하지 않으면 공허해하는 사람이 있는가 하면, 특정한 누군가에게 연애 감정을 느끼지 못하거나 로맨틱한 관계를 맺고 싶어 하지 않는 사람도 있어요.

여러분은 어느 쪽인가요? 어느 쪽이든 좋아요. 누군가와 특별히 더 친밀한 관계를 맺고 싶다면 좋은 연애가 무엇인지 생각해 봐야 해요. 서로에게 특별한 존재가 되어 좋은 감정과 영향을 나누려면 기억해야 할 것들이 있어요.

결혼을 위한 준비 단계?

어떤 책에서는 '연애'를 좋은 결혼 생활을 위한 준비 단계라고 설명해요. 배우자 선택 기준을 세우고 '이성관'을 만들어 가는 데 도움이 된다는 이유를 들면서요. 하지만 반은 맞고 반은 틀렸어요.

우리는 연애를 통해 내가 어떤 사람에게 끌리는지 또는 오랫동안 깊은 관계를 유지하려면 어떤 것을 극복해야 하는지를 배울 수 있어요. 그러나 모든 연애의 완성이 행복한 결혼 생활은 아니며, 모든 사람이 반드시 다른 성별의 사람과 연애하는 것도 아니에요. 결혼하지 않고도 연인과 행복한 삶을 사는 사람, 같은 성별의 연인을 만나는 사람, 연애나 결혼과 상관없이 충만한 삶을 사는 사람도 많으니까요.

사실 어떤 한 사람과 특별한 사이가 된다는 것은 엄청난 행복이에요. 가깝게 지내면서 진심으로 응원해 주는 사람, 아무리 큰 비밀이라도 털어놓을 수 있는 든든한 사람, 만나면 즐겁고 함께할 수 있는 일이 많은 사람이 있다면 우리의 삶은 더욱 풍요로워지겠죠. 하지만 두 사람이 함께 행복하려면 서로 점검하고 지켜야 할 것들이 있어요. 연애를 잘하는 비법 따위를 말하는 게 아니에요. 좋은 연애란 무엇이 밑바탕이 되어야 하는지 한번 생각해 보자는 이야기예요.

좋은 연애, 위험한 연애

연애를 잘하는 사람은 어떤 사람일까요? 좋은 연애란 어떤 연애일까요? 반대로 좋지 않은 연애는 어떤 모습일까요? 다음 내용을 살펴보면서, 나와 내 연인에게도 해당하는 내용이 있는지 한번 체크해 봐요.

자신이나 상대방을 일부러 다치게 한 적이 있다.	☐
상대방이 하기 싫어하는 성적 행동을 반복해서 부탁한다.	☐
상대방을 배려하지 않는다.	☐
만나서 무엇을 할지 정할 때 어느 한쪽의 일방적인 의견대로 하는 경우가 많다.	☐
성질이 나면 무섭기 때문에 상대방을 화나게 만들지 않으려고 조심한다.	☐
질투를 사랑의 표현이라고 생각한다.	☐
상대방의 가족을 무시하거나 비난하는 말을 한다.	☐
둘 중 한 사람이 나이가 많거나 직책 등이 높아서 다른 한 사람이 반대 의견을 내기 어렵다.	☐
헤어지자는 말을 무기처럼 사용한다.	☐
원치 않은 성행위를 한 적이 있다.	☐
헤어지면 상대방이 내 개인적인 이야기나 사진을 온라인에 올릴 것 같다.	☐

만약 해당하는 내용이 있다면, 파트너와 건강하지 못한 관계를 맺고 있다는 신호예요. 일부 문항에만 해당한다고 해도 그 관계를 진지하게

고민해 볼 필요가 있어요. '아직 연애에 서툴러서 그런 거야.'라고 생각하나요? 건강하지 못한 관계는 미숙한 연애의 특징이 아니에요. 다음 연애에서는 그러지 말아야지 다짐하면서도 자꾸 비슷한 패턴의 만남을 이어 가는 사람들이 있고, 처음 해 보는 연애이지만 건강한 관계를 만들어 가는 사람들도 있는걸요. 중요한 점은, 건강하지 못한 관계가 저절로 해결되는 경우는 거의 없다는 거예요.

위험한 연애를 바로잡는 법

위험한 연애를 하면서도 바로잡지 못하는 이유는 여러 가지예요. 연인과 헤어지고 혼자 지내는 것을 걱정하는 사람도 있고요. 아니면 사랑의 감정에 깊이 빠져 앞서 말한 문제들이 눈에 제대로 들어오지 않을 때도 있죠. 위험 신호를 느꼈지만 무엇을 해야 할지 몰라 스스로를 탓하는 사람도 있어요. 문제의 원인을 상대방이 아닌 나에게서 찾는 거죠. '내가 원인을 제공하지 않았을까? 내가 더 잘해 주면 다르게 행동하지 않을까?'라고 생각하는 거예요.

어떤 사람들은 자기가 상대방을 바꿀 수 있다고 확신해요. 지금은 나를 무시하지만 함께 시간을 보내다 보면 결국 나를 아껴 주는 날이 올 거라고, 옆에서 하나씩 바로잡아 주면 잘못된 행동을 줄여 가리라고 믿는 거죠. 그러나 변화를 기대할 수 있을 만큼 깊은 믿음으로 이어진 사이라면 먼저 문제에 관해 두려움 없이 말을 꺼낼 수 있어야 해요. 내가 어떤 느낌을 받았는지 분명히 전달하고, 달라져야 할 점과 상황이 바뀌지 않을 때 일어날 일에 관해 이야기를 나눠야 해요.

때로 정도가 심하다면 믿을 만한 다른 사람에게 도움을 받을 수도 있어요. 주변 사람들이 우리의 관계를 어떻게 느끼는지 들어 보는 경험은 연인과의 관계를 한 걸음 물러나 객관적으로 볼 수 있게 해요. 더 좋은 관계를 맺기 위해 주변 사람들에게 적극적으로 도움을 요청하면, 비슷한 잘못을 저지르지 않게끔 친구나 가족이 말려 줄 수 있고, 혹시 폭력이 발생하더라도 도움을 주거나 보호해 줄 수 있어요.

진짜 연애가 아닌 연애

연애가 늘 달콤할 수는 없겠죠. 서로 다른 두 사람이 만나 친밀한 관계를 맺고, 서로에게 제일 가까운 사이가 되기까지 수없이 많은 갈등을 마주할 테니까요. 그런데 그 과정에서 서로를 더 잘 알아 가고 스스로를 돌아보는 것이 아니라 폭력으로 상대방을 꺾어 누르거나 소유하듯 멋대로 움직이려 한다면, 연애를 통해 배우는 것보다 잃는 것이 더 많겠지요. 존중과 공감을 경험하지 못하는 연애는 진짜 연애가 아니에요. 누구를 만나는 대가로 모욕적인 경험을 늘려 가선 안 돼요. 우리는 모두 존중받아 마땅한 사람이니까요.

데이트 폭력,
사랑해서 괴롭히는 거라고?

한 연구 결과에 따르면, 교제 상대에게 신체적 폭력을 당한 고교생의 비율이 무려 22.6퍼센트에 이르러요. 4명 중 1명이 밀치거나 때리거나 심지어 목을 조르는 폭력을 경험했다고 해요. 언어적·정서직 폭력까지 포함한다면 그 비율은 훨씬 높아질지도 몰라요.

이처럼 연애하는 사이에서 벌어지는 폭력을 '데이트 폭력'이라고 해요. 가해자는 "너를 사랑해서 그런 거야."라고 자신의 행위를 포장하기 일쑤이지만, 폭력은 그저 폭력일 뿐이죠. 또한 물리적으로 때리는 것만 폭력이 아니에요. 폭력은 사소해 보이는 말과 행동에서 시작해 교묘하고도 다양한 방법과 형태로 나타난답니다.

정서적 학대	성적 학대	물리적 학대
• 욕하거나 소리를 지른다. • 비난한다. • 고립시킨다. • 비밀을 퍼뜨린다. • 무례하게 대한다. • 과도한 소유욕을 보이며 집착한다.	• 성적 불쾌감이 드는 말을 한다. • 강제로 손목을 잡아끌거나 키스하는 등 일방적인 스킨십을 한다. • 안전하지 않은 성행위를 강요한다. • 모욕적이거나 고통을 주는 성행위를 강요한다. • 둘만의 성적 동영상을 배포한다.	• 물건을 던진다. • 세게 밀친다. • 뺨을 때린다. • 발로 차거나 주먹으로 때린다. • 목을 조른다.

만약 만나는 사람과의 사이에서 데이트 폭력이 발생했다면, 혼자 해결하려 하지 말고 가족이나 선생님 등 주변 어른에게 도움을 요청하세요. 아니면 전문 기관의 도움을 받을 수도 있어요. 그리고 잊지 마세요, 데이트 폭력의 피해자가 되었다고 해도 그건 내 잘못이 아니에요.

동의

수많은 사람이 함께 사회를 이루어 살아가는 데 가장 중요한 한 가지는 뭘까요? 되도록 모든 사람이 공평하게 자기 의견을 내고 조율해 가는 것이라고 할 수 있죠. 그렇다면 누구와 깊은 관계를 맺는 과정에서 무엇이 가장 중요할까요? 마음을 맞춰 가는 것, 원하는 바를 내 맘대로 하는 게 아니라 상대방에게 얘기하고 속도가 맞을 때까지 기다리는 것, 한마디로 '동의'예요.

우리의 생각은 저마다 다르기 마련이에요. 안고 싶거나 입을 맞추고 싶은 순간 역시 저마다 다를 수밖에 없죠. 따라서 누구와 몸과 마음을 나눌 때는 서로의 뜻이 같은지 동의를 구하고 확인할 필요가 있어요. 관계 맺기는 상대방의 생각을 내 마음대로 짐작해서 밀어붙이는 것이 아니라 상대방의 마음을 움직이려 노력하는 과정이니까요.

동의의 원칙

동의란 쉽게 말해 어떤 일에 대한 허락이에요. 수술 전에 의사가 어떤 수술을 할 것이고, 수술을 받지 않으면 어떻게 되고, 수술 부작용과 합병증은 어떤지를 설명하며 환자의 허락과 결정을 구하듯이 모든 관계에서는 동의가 필요해요.

연애도 마찬가지죠. 동의는 내가 내 몸과 마음에 결정권을 주장하는 일일뿐더러 상대는 어떤지, 나와 상대는 서로에게 어떤 감정과 욕구를 느끼는지 확인하고 소통하는 과정이에요.

연애의 순서

아주 간단한 게임을 해 볼까요. 먼저 펜을 준비해요. 그리고 다음에 제시한 행동들에 내가 생각하는 연애의 순서에 맞게 번호를 매겨요. 친구 여럿과 함께 해 보면 더 재미있을 거예요. 사람마다 생각이 다를 테니 저마다 어떤 순서로 줄을 세우는지 비교하는 즐거움도 있겠죠.

물론 어떤 사람과의 관계는 이 단계를 다 거치기 전에 끝나 버리기도 하고, 또 어떤 사람과는 이 중 몇몇 단계가 아예 필요 없을 수도 있어요. 어떤 경우에 건너뛰는지 생각해 봐도 좋겠네요. 더 필요한 과정이 있다면 추가해도 좋고요. 자, 지금부터 나만의 연애 순서를 정리해 봅시다.

첫 만남(온-오프라인 모두 포함해서 처음 알게 되는 그때)	1
가볍게 포옹하기	
가족계획(자녀를 언제 몇이나 낳을지) 이야기하기	
결혼 또는 지속적인 관계 약속하기	
SNS 팔로우하기	
관심사 공유하기	
단둘이서만 만나기	
무언가를 함께 하며 시간 보내기(음악 듣기, 영화 보기, 맛있는 음식 먹기 등)	
톡, 문자, DM 등 주고받기	
미래에 관해 이야기 나누기	
상대방의 집에 놀러 가기	
성병 예방과 피임에 관해 이야기 나누기	
섹스	
손잡기	
비밀이나 고민 같은 깊은 이야기 나누기	
가슴이나 성기 애무하기	
친구들과 함께 만나기	
상대방의 가족 만나기	
키스	
피임	
호감 드러내기	

내가 생각하는 연애의 순서

순서를 적었다면 이제 다음 질문에 대답할 차례예요.

① 지금 적은 순서가 내가 생각하는 이상적인 순서인가요? 아니면 나 또는 친구들이 경험한 연애 순서인가요? 이 둘은 비슷한가요, 아니면 다른가요? 혹시 실제 관계와 내가 생각하는 바람직한 관계의 순서가 다르다면 그 이유는 무엇일까요?

② 섹스는 어디쯤에 위치했나요? 어떤 사람은 이 순서를 꽤 앞에 두기도 하고 어떤 사람은 한참 뒤로 미뤄 둡니다. 이 순서가 많이 당겨지거나 미뤄진다면 어떤 이점이 있고 또 어떤 어려움이 있을까요? 순서가 앞당겨질 때 또는 미뤄질 때 파트너와의 관계는 어떻게 달라지며, 그 상황이 내 몸과 마음에는 어떤 영향을 미칠지 생각해 봐요.

③ '사랑'이 빠져 있어요. 이 단계의 위치는 어디쯤인가요?

④ 종종 피임에 관한 이야기를 생략하는 연인들이 있어요. 피임 이야기는 언제쯤 나누면 좋을까요? 만약 성관계를 원하지 않는다면 이 이야기는 언제쯤 하면 좋을까요?

⑤ 많은 단계를 건너뛰고 최소한의 몇 가지만 남긴다면 무엇이 남을까요? 만약 단순히 일회적인 만남을 생각하고 있더라도 반드시 거쳐야 할 과정은 무엇일까요?

이 질문에는 정답이 없어요. 사람마다 생각하는 순서도 다르고, 원하는 것과 원하지 않는 것도 다르고, 속도도 다를 거예요. 만나는 사람에 따라 다른 순서를 적용할 수도 있어요. 오랜 시간 만나 온 관계라도 아예 다른 속마음을 품고 있을지 모르죠.

다만 건강한 관계라면 서로 원하는 과정이나 속도, 경계를 스스럼없이 이야기할 수 있어야 해요. 상대방의 속도가 내 마음처럼 빠르지(느리지) 않더라도 이해하고 그 속도에 맞춰 줄 수 있어야 하고요. 중요한 점은 이 모든 단계가 서로의 '동의' 아래 이루어져야 한다는 거예요.

건강한 관계를 위한 말하기

캐나다에서는 #RESPECTFORYOUANDME(너와나를존중해)라는 이름으로 청소년들이 건강한 관계를 맺기 위해 어떻게 말하고 어떠한 태도를 지녀야 하는지 알려 주는 캠페인이 열렸어요. 건강한 관계 맺기를 위한 몇 가지 원칙과 말하기 예시를 보면서 따라 해 보세요.

내가 누구인지, 무얼 원하는지는
내가 가장 잘 알아요.

네가 원하는 건
내가 원하는 것만큼이나
중요해.

내가 원하는 건
네가 원하는 것만큼이나
중요해.

나 자신과 상대방에게 솔직해져요.

난 이렇게
하는 게 좋아.

네가 싫다면
어쩔 수 없지.
괜찮아.

스스로 자신을 소중히 여겨요.

날 존중한다면
진지하게 대해 줘.

존중받지 않는다면
존중하지 마요.

나한테
그렇게 말하지 마.

나를 그렇게 부르지 마.
그건 엄청 나쁜 말이야.

내가 잘못한 건
내가 바로잡아요.

미안해,
내 생각이 짧았어.

동의란 기꺼이 열정적으로 할 때만 동의예요.

응,
나도 진짜 좋아.

서로를 지지해 줘요.

너는 혼자가
아니야.

감당하지 못할 비밀은 도움을 구해요.

믿을 만한 사람에게
한번 말해 보자.

아닌 것 같을 땐 의사를 분명히 밝혀요.

그만했으면
좋겠어.

그만해.

친구가 위험에 빠지지 않도록 도와요.

안전한 것
같지 않으면 바로
연락해.

사생활을 지켜요.

내 사진과
내 메시지는
내 거야.

다른 사람하고
공유하지 마.

때로는 적절한 간격이 필요해요.

나 가족들이랑
있으니까 나중에
전화할게.

머릿속이 복잡할 때는
잠시 멈추는 것도 방법이에요.

우리 당분간
생각하는 시간 좀
보내자.

사랑에는 대본이 없어요

우리는 보통 드라마나 영화, 책, 만화 같은 미디어를 통해 자연스럽게 연애를 배워요. 그런데 거기에 등장하는 연인들은 종종 많은 단계를 생략해요. 묻고 대답하고 고민하고 합의하는 현실적인 과정을 지우고, 낭만적인 모습만을 화면에 보여 줘요. 로맨틱한 풍경과 소품, 음악을 깔아 놓고 수려한 외모의 두 사람이 만나 반하는 이야기는 얼핏 보면 더할 나위 없이 완벽하죠. 그리고 결국 사랑에 빠지거나 결혼을 택하면서 러브스토리를 끝내요.

그런데 실제로 우리의 사랑이 거치는 과정은 그렇게 간단하지 않아요. 대본도 없죠. 두 사람의 동작이나 표정, 심리를 설명하는 지문이 없으니, 둘이 함께 끊임없이 만들어 갈 수밖에요. 부디 서로 보살피고, 존중하고, 믿음을 나누는 연애를 해요. 그러려면 '동의'라는 과정을 순간순간 꼭 거쳐야 한다는 점을 기억해요.

자위

샤워하다가 물줄기가 음핵에 닿았을 때 찌릿찌릿한 느낌을 경험해 본 적이 있나요? 부드러운 빗으로 머리를 빗을 때면 긴장이 풀리면서 기분이 좋아지지 않나요? 좋아하는 아이를 볼 때마다 왠지 모르게 배꼽 아래가 달아오르는 감각을 느껴 본 적 있나요? 왠지 민망한 기분이 들기도 하겠지만 아주 자연스러운 현상이에요. 우리 몸이 어떤 촉감이나 감정 상태에 반응하는 거니까요.

자위는 성기나 몸의 다른 부위를 만져 성적으로 기분이 좋아지게 하는 행위를 말해요. 자위(自慰)라는 한자를 풀어 보면, 스스로 위로한다는 뜻이에요. 내가 어떤 감촉과 자극을 좋아하는지, 자기를 사랑하는 방법을 탐구해 나가는 시작이자 소중한 경험이라 할 수 있죠. 어떻게 하면 자위를 안전하고 만족스럽게 할 수 있는지 알아봐요.

자위는 남자만 하는 거라고?

자위를 이야기할 때 우리는 흔히 남성이 자기 성기를 만지는 장면을 떠올려요. 또 자위는 한창 성적 호기심이 폭발하는 남자 청소년의 특징으로 묘사되기도 하죠. 그런데 사실 자위는 아주 어린 아이들도 한답니다. 영유아를 대상으로 한 연구에 따르면, 생후 3개월 된 아이도 자위를 한다는 보고가 있어요. 또 여아가 남아보다 세 배쯤 더 많이 한다는 보고도 있답니다.

그러니 자위는 남자 청소년만의 이야기가 아닌 셈이죠. 부끄러움이라는 개념을 잘 모를 때는 여자아이들도 얼마든지 적극적으로 자기 몸을 만지면서 호기심 충만하게 탐색하기도 하고, 자위를 통해 스트레스를 풀기도 해요. 내가 내 몸을 만지면서 기분을 좋게 하는 일이 얼마나 자연스러운 행동인지 알겠죠?

내 몸을 알아 가는 자위

내 성기를 제대로 관찰하고 자위를 해 보면, 내 몸이 얼마나 예민하고 소중하면서도 강하고 아름다운지 느끼게 돼요. 내 몸을 스스로 느끼고 사랑할 줄 알면, 내 몸을 함부로 대하는 사람을 가려내고 피할 수 있어요. 또 내가 원하지 않는 방식으로 내 몸을 대하는 상대방에게 “아니요.”라고 단호하게 표현할 수도 있죠.

우리는 섹스가 환상적이리라고 막연히 기대했다가 막상 직접 경험한 뒤에는 실망하기도 해요. 이때 자위는 안전하고 만족스러운 성관계를 연습하고 준비하는 역할을 해요. 우리 몸은 만 13세 무렵이면 임신할 수 있는 상태가 되지만, 아직 정신적으로나 사회적으로는 전혀 준비되지 않은 나이죠. 피임법과 성매개감염을 예방하는 방법 등을 제대로 이해하고 편안한 관계 맺기와 안전한 성관계를 준비할 수 있을 때까지 자위는 좋은 연습이 되어 줄 거예요.

자위, 어떻게 하는 건가요?

자위할 때는 먼저 사생활이 보호되는 안전한 공간에서 편한 자세를 잡아요. 서서, 앉아서, 누워서, 샤워나 목욕 중 어떻게든 상관없어요. 귀나 목, 가슴, 배 등 내 몸 곳곳을 부드럽게 쓰다듬어 보면서 어디를 만질 때 좋은 느낌이 드는지 천천히 찾아봐요. 좋아하는 사람이나 연예인처럼 판타지를 품고 있는 대상을 상상하면 몰입이 더 잘될 거예요. 그러다 보면 심장이 빨리 뛰거나 젖꼭지가 단단해지거나 아랫배에 힘이 들어가기도 해요. 클리토리스 주변과 외음부를 손으로 지그시 눌러 보거나, 수건 또는 베개에 대고 문질러 보거나, 샤워 물줄기로 자극해 볼 수도 있어요. 클리토리스는 매우 민감한 부위이기 때문에, 처음부터 직접 강하게 자극하기보다는 속옷 위나 대음순을 만지면서 시작하는 편이 좋아요.

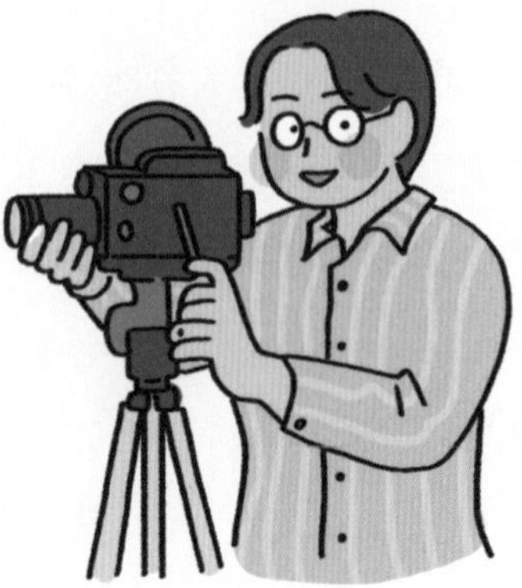

"저처럼 어렸을 때 자위하다가
들키거나 혼나거나 죄책감을 느꼈던 사람이 있다면,
그 기억에서 벗어나 내 몸의 즐거움을
충분히 누리고 살았으면 좋겠어요."
_영화감독 김예지

"여성도 내 몸을 알아야 해요!"

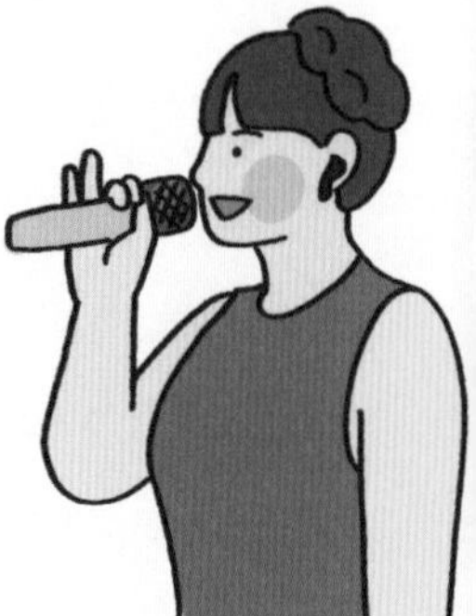

"난 자위를 해요.
왜 그런 얘기를 공개적으로 하느냐고요?
나 자신을 사랑하는 일은 정상적인 일이어야 하니까요.
나를 자유롭게 하고 사랑해야죠."
_가수 릴리 앨런(Lily Allen)

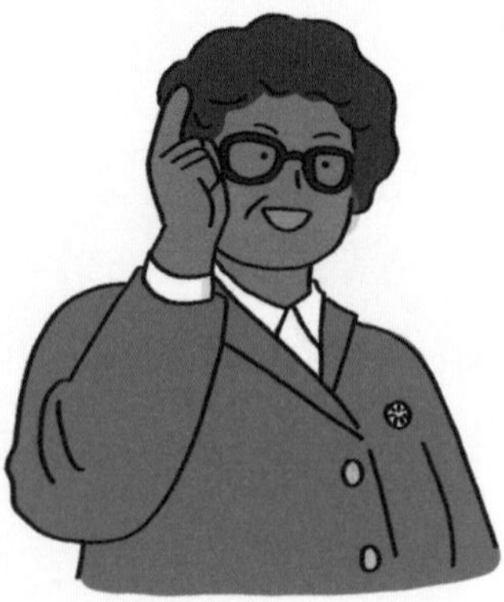

"자위는 섹슈얼리티의 한 부분이고
우리가 아직 가르치지 않지만 가르쳐야 하는
기본 중의 하나입니다."
_전 미국공중보건국장 조이슬린 엘더스(Joycelyn Elders)

이때 가장 중요한 것은 위생이에요. 자위하기 전에는 손을 깨끗이 씻어야 해요. 특히 질 점막에 상처가 날 수 있으니 손톱은 짧은 상태여야 해요. 질 안에 무엇을 삽입할 때는 꺼내기 힘든 물건(립스틱, 매니큐어, 짧은 크레용 등)을 사용하면 절대 안 돼요. 자칫하면 산부인과에 가서 꺼내야 하는 상황이 벌어질 수 있어요. 그리고 꼭 콘돔을 씌워서 삽입하도록 해요.

야한 상상을 하거나 그림을 보는 것도 자위에 도움이 돼요. 포르노그래피를 보면서 자위하는 청소년도 많은데, 포르노그래피에 관해서는 189쪽에서 좀 더 이야기해 볼게요.

언니들의 비밀 상담소

남자 친구가 제가 자위하는 걸 알면 까진 애라고 생각하지 않을까요? 혹시 소문이라도 내고 다니면 어떡해요.

생각보다 많은 여성이 파트너와 성관계를 맺으면서 '아프기만 한데 그만했으면 좋겠어. 하지만 솔직하게 얘기하면 싫어하겠지?' '여기서 내가 이런 동작을 하면 성 경험이 많다고 생각할까?' 하고 혼자 고민해요. 이런 생각은 오롯이 즐거움에 집중하지 못하게 하고 관계를 부담스럽게 만들죠. "나는 이렇게 하는 걸 좋아해. 이렇게 한번 해 보지 않을래?"라고 솔직히 이야기하며 서로를 존중하고 함께 즐거움을 찾아 가는 관계를 상상해 보세요. 멋지지 않나요? 만약 여러분의 감정과 경험을 상대가 부정적으로 받아들인다면 망설이지 말고 그 관계를 끝내요.

그리고 둘만의 내밀한 일을 다른 사람에게 말하고 다니는 건 경우에 따라서는 범죄에 해당하는 나쁜 짓이에요. 그런 걱정이 들 정도로 입이 가벼운 사람이라면 애초에 만나지 않는 편이 좋지 않을까요?

자위는 몸에 나쁘다고 들었어요. 자위하면 아래가 까매지고 늘어난다고도 하던데, 정말인가요?

자위가 건강에 나쁘다는 말은 근거 없는 거짓말이에요. 오히려 자위하는 여성이 하지 않는 여성보다 삶의 만족도나 건강 수준이 더 높다는 연구 결과가 있어요. 성적 감정과 호기심이 한창 자라날 때, 다른 사람을 함부로 만지거나 밤새도록 포르노그래피를 보는 것보다는 자위가 훨씬 더 건강한 해결책이 될 수 있죠.

단, 공공장소나 다른 사람들이 보는 데서 하지 말 것, 더러운 손이나 기구를 사용하지 말 것, 이 두 가지만 기억하세요. 또한 너무 오랫동안 몸을 세게 자극하면 쓸리거나 아플 수 있는데, 멈추고 조금 쉬면 자연스럽게 나아져요. 혹시 계속 통증이 있다면 병원을 찾아봐도 좋지만, 자위 때문이 아닐 가능성이 더 커요.

자위하고 나면 온종일 섹스 생각이 나는데 중독일까요?

많은 사람이 흔히 겪는 일이니까 전혀 걱정하지 않아도 돼요. 섹스뿐만 아니라 재미있는 것에 꽂히면 자꾸 생각나잖아요? 저도 학창 시절 '해리 포터' 시리즈를 처음 읽었을 때 그다음 장이 하도 궁금해서 학교 수업 시간에 몰래 읽기도 했고, 망고를 처음 먹었을 때는 다음 날, 그다음 날까지 생각나곤 했어요.

몸과 성에 관한 경험은 특히나 감각적으로 재미있고 강렬해요. 매일 자위하고 싶은 마음이나 당장 누군가와 성관계를 시도해 보고 싶은 마음이 들 수도 있어요. 하지만 모든 일에는 여러 측면이 있듯이 성관계에서 즐거움만을 얻을 수는 없어요. 안전, 위생, 준비, 책임, 임신이나 결혼에 대한 가치관 등 여러 가지 생각해야 할 것이 많죠. 이런 점들을 충분히 생각하고 고민하며 행동한다면, 내 몸을 위한 시간을 즐겁고 건강하게 보낼 수 있을 거예요.

성적 감정과 성관계

해 보지 않은 일을 처음 경험한다는 것은 언제나 두근거리고 신나는 일이에요. 처음 내 손으로 차린 식사, 처음 떠나 본 여행, 처음 내 손으로 번 돈, 첫 키스, 첫사랑, 첫 섹스! 처음 경험도, 그 뒤에 익숙해지는 경험도, 실수하면서 배우는 경험도 모두 중요해요.

그렇지만 기억해야 해요. '처음'은 한 번밖에 없어요. 내가 얼마나 준비하고 알고 있는지에 따라 생애 첫 경험이 오래도록 악몽으로 남을 수도, 평생의 추억으로 남을 수도 있어요.

자, 그럼 꼬물꼬물하기도 하고 두근두근하기도 하고 아릿아릿하기도 한 이 느낌이, 나도 어찌할 줄 모르겠는 내 마음이, 어디서 오고 왜 생기는지부터 알아보자고요.

성적 감정과 성욕

내가 어떤 요소에서 성적 자극을 느끼는지, 어떤 행위를 할 때 즐거운지는 수많은 경험과 주변의 영향에 따라 만들어져요. 드라마나 영화 속 키스 장면을 보고 기분이 들뜨기도 하고, 좋아하는 사람을 생각할 때 심장이 두근거리기도 하고, 아름다운 몸 사진을 볼 때 성기 주변에 간질간질한 느낌이 들기도 하죠.

특정한 시각, 촉각, 청각, 후각, 미각이 뇌의 대뇌변연계로 들어가면, 여기에서 우리 몸의 각 부분에 성적 반응을 보이도록 신호를 보내요. 여자는 질 분비물이 나오기도 하고, 남자는 발기가 되기도 해요. 성에 반응해 흥분하는 정도와 성적 감정이 일어나는 빈도를 성욕이라고 해요. 사춘기에 들어서면 안드로겐과 에스트로겐 등 성호르몬이 늘어나면서 성욕도 증가해요.

친밀한 관계

친밀감이란 타인과 맺는 감정적·신체적 연결을 말해요. 사회학자들은 상호 존중, 서로를 아끼는 것, 서로를 존재 그대로 받아들이는 것을 친밀감의 요소로 꼽죠. 우리는 보통 가족이나 친구, 연인, 반려동물과의 관계에서 친밀감을 배우고 쌓아 나가요.

성적 관계를 맺을 때 사람들은 육체적 친밀감과 감정적 친밀감을 모두 바라기 마련이에요. 사랑하는 사람과 몸이 완벽하게 이어지고 마음까지 통한다면 얼마나 좋을까요. 하지만 그런 바람은 상상 속의 동물 유니콘을 찾는 일과 같아요. 친밀감은 한 번에 생기는 것이 아니라 서로 노력하고 맞춰 가며 생기는 것이니까요. 또 어떤 사람은 정서적 교류 없이 육체관계를 맺기도 하고 어떤 사람은 둘 다 원하기도 하는 등 사람마다 바라는 친밀감의 형태가 달라요.

자, 상대방과 친밀한 관계를 맺고 싶다면 이것만은 명심하세요.

나 자신을 알고 사랑하기

자신의 본모습을 알고 스스로 존중할 수 있어야 내 모습을 상대와 공유하는 게 의미가 있어요. 상대가 무엇을 원할까, 나를 어떻게 생각할까 고민하기보다 내가 무엇을 원하는지, 어떤 감정인지를 아는 것이 우선이에요.

서로 신뢰하기

사적인 상처나 욕구를 이야기하고 내밀한 신체 부위를 공유할 때, 평가당하지 않을까, 거절당하거나 놀림당하지 않을까 하는 두려움을 넘어서기 위해서는 서로에게 믿음이 필요해요. 믿음은 시간을 두고 노력으로 차곡차곡 쌓아 나가는 거예요.

서로 솔직해지기

완벽한 사람과의 완벽한 관계가 불가능하듯이 나 역시 완벽할 수는 없어요. 내 결점이나 약점, 장애나 질병, 콤플렉스를 숨기고 다른 사람인 척하면 완벽한 관계가 가능할까요? 관계에서 중요한 정보(장점도 약점도)를 솔직하게 이야기하는 것은 나를 존중하는 일이자 상대를 존중하는 일이에요.

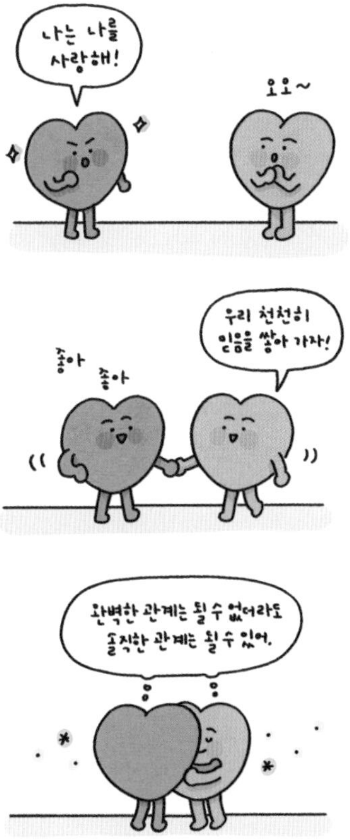

압력과 준비

친구나 연인과 이야기할 때 이른바 "진도를 뺀다."라는 표현을 들어 봤을 거예요. 흔히들 손을 잡은 뒤에는 키스, 그다음엔 애무, 그다음엔 삽입 섹스 같은 과정을 이야기하죠. 그렇지만 연애에 특별한 순서가 있다거나 게임 미션처럼 하나하나 해치우면 끝이라는 생각은 잘못되었어요. 친구들 사이에서 "너는 어디까지 해 봤니?" 하는 미묘한 경쟁 심리가 생기기도 하고, 연인 사이에서는 "이렇게 잔뜩 흥분하게 만들어 놓고 그만두면 어떻게 해?"라고 원망하는 상황이 벌어질 수도 있어요. 정해진 수순으로 생각하고 따라가는 게 아니라 내가 정말 하고 싶은 행위가 무엇인지 생각해야 해요.

여러분이 처음으로 성관계(키스, 애무, 그 외 여러 가지)를 하려고 한다면, 왜 하려는지부터 생각해 봐야 해요. '내가 하고 싶어서' '하면 즐거우니까' 같은 나 자신의 이유여야지, '상대방이 원하니까' '내 친구들은 다 해 봤는데 나만 안 해 봐서' '웹툰이나 동영상을 보면 다 하니까' 같은 남들에 의한 이유여서는 안 돼요.

> **애무**
> 가벼운 접촉부터 성기를 직접 자극하는 행위까지 폭넓은 범위의 터치를 뜻해요. 손길을 주고받는 행동은 정서적인 교감을 나누고 친밀감을 높여요. 다만 분위기나 기분, 장소, 상대방에 따라 기대했던 느낌과 다를 수도 있어요. 불편함을 느낀다면 상대방에게 멈추라고 요구해야 해요.

청소년인 여러분은 성관계를 해야 한다는 압박과 성관계를 하면 안 된다는 압박을 동시에 받을 거예요. 이때 가장 중요한 점은 뭐라고 했죠? 어떤 선택이든

나 자신의 결정이어야 하고 내 결정과 파트너의 결정을 서로 존중해야 한다는 사실을 기억하세요.

성관계는 놀이공원 같아요

어떤 사람은 놀이공원에 가기 전에 어떤 놀이 기구가 있는지 미리 조사를 하고, 무엇을 탈지 계획을 세워요. 또 다른 사람은 어떤 놀이 기구가 재미있었는지 후기를 읽고, 적당한 날짜를 정한 뒤 기다렸다가 가요. 반면에 어떤 사람은 계획하지 않았는데도 시간이 남아 즉흥적으로 놀이공원에 갈 수도 있어요. 여행을 갔다가 우연히 들를 수도 있죠. 기대하고 갔지만 재미없을 수도 있고, 기대하지 않았는데 생각보다 즐거워서 엄청난 흥분을 느낄 수도 있어요.

그렇지만 어떤 경우라도 놀이공원에서 기준으로 정한 최소한의 나이나 키 제한, 놀이 기구를 타기 전에 숙지해야 하는 안전 수칙은 반드시 지켜야겠죠. 지금 성관계를 하고 있거나 머지않아 성관계를 할지도 모른다는 생각이 들면, '동의'와 '안전한 성관계' 이 두 가지를 꼭 알고 지켜야 해요. 그렇지 않으면 성관계를 할 준비가 전혀 되지 않은 거예요. 마치 운전 교육을 받았지만 면허를 따지 않은 채 운전하는 셈이죠. 그랬다가는 자신이나 다른 사람을 다치게 할 수 있어요.

안전한 성관계를 위한 지침

안전한 성관계를 하려면 성매개감염과 원치 않는 임신, 폭력적인 상황의 위험성을 줄이는 방법을 알아 두어야 해요. 나와 파트너의 성 건강을 위해 충분한 대화와 보호 장비가 필요하고요. 다음 내용은 반드시 지키세요.

성매개감염의 원인 알기

성매개감염의 가능성이 큰 성적 행위들을 알아 두세요. 어떤 종류의 성매개감염이 어떤 경로로 이루어지는지도 알아 두면 좋겠죠.

거의 안전해요	자위, 옷을 입은 채로 성기끼리 닿게 하는 행위, 깨끗한 손으로 상대의 성기를 만지는 행위
안전한 편이에요	키스, 구강 성교 침은 거의 안전하지만, 입안에 상처가 있거나 살갗이 닿는 부위가 가려우면 위험성이 높을 수 있어요. 헤르페스나 HPV, 매독 등 앓는 병이 있다면 콘돔이나 덴탈 댐을 사용하세요.
위험할 수 있어요	옷을 안 입은 채로 성기끼리 닿게 하는 행위, 섹스 토이를 공유하는 행위, 자기 성기를 만진 손으로 상대의 성기를 만지는 행위 중요한 건 체액(질액, 정액, 쿠퍼액, 피)이 옮겨지느냐예요. 콘돔이나 손가락 콘돔을 꼭 사용하세요.
가장 위험해요	질 삽입 섹스, 항문 삽입 섹스 모든 종류의 성매개감염에 노출될 수 있어요. 반드시 콘돔을 써야 해요.

보호 장비 사용하기

안전한 성관계를 위해 콘돔이나 라텍스 장갑, 니트릴 장갑, 랩 같은 보호 장비를 사용하세요. 콘돔은 성기에 씌워 사용하면 돼요. 라텍스 장갑과 니트릴 장갑은 수술실이나 실험실 또는 주방에서 사용하는 얇은 고무장갑이에요. 다른 사람의 몸 안에 손을 넣을 때는 손을 깨끗이 씻고(장갑이 찢어질 수도 있으니까요) 이 장갑을 착용하면 돼요. 비닐장갑은 찢어지기 쉬워서 적절하지 않아요. 랩은 외음부를 입으로 애무할 때 체액이나 혈액이 섞이는 것을 막기 위해 사용해요. 적당량을 떼어 외음부를 감싼 다음 혀나 입을 대는 것이 좋아요.

이렇게까지 철저히 해야 하냐고요? 바이러스 감염을 막기 위해 항상 손을 씻고 마스크를 써야 하듯 성관계를 할 때도 마찬가지예요. 보호 장비는 상대에 대한 배려이자 나를 위한 최소한의 안전장치예요.

윤활제로 상처 예방하기

콘돔 안쪽과 바깥쪽에 소량의 윤활제를 바르면, 마찰이 줄어들기 때문에 콘돔이 찢어지는 불상사뿐만 아니라 상처가 나는 것을 막을 수 있어요. 성매개감염균은 상처와 피를 좋아한다는 사실을 잊지 마세요. 단, 로션 같은 화장품으로 윤활제를 대신하면 안 돼요. 콘돔에 구멍이 날 수 있거든요.

서로의 성기 관찰하기

자신의 몸을 보이거나 상대의 몸을 보기 부끄러워하는 사람이 많아요. 하지만 성관계를 할 때는 불을 완전히 끄지 마세요. 서로의 몸을 보는 행위나 몸에서 나는 냄새 등도 좋은 자극이 될 수 있어요. 무엇보다 서로의 성기에 물집, 상처, 분비물, 냄새 등 평소와 다른 증상이 있는지 관찰하는 것은 건강과 안전을 챙기기 위한 실천이에요.

술에 취하지 말기

술에 취하면 제정신일 때는 절대 하지 않을 일을 저지를 수도 있고, 위험하거나 나쁜 일이 생길 때 대처하는 능력도 떨어져요. 이를테면 콘돔을 빼먹는다든지, 콘돔을 제대로 못 쓴다든지, 내가 마실 음료에 누가 약을 타는 걸 알아차리지 못한다든지, 힘이나 속도를 조절하지 못해 다친다든지 할 수 있죠. 게다가 술에 취해 무방비한 상태로 성관계를 맺으면 성매개감염과 HIV 감염에 노출되기 쉬워요.

B형간염, A형간염, HPV 백신 맞기

성매개감염병 중에는 백신을 맞아 미리 면역력을 만들 수 있는 질환이 있어요. 감염되고 나서 치료하는 개념이 아니라 아예 감염되지 않게끔 예방하는 것이니 접종하지 않을 이유가 없겠죠? 보호 장비가 몸 밖에서 나를 보호하는 갑옷이라면, 백신을 맞아 만들어지는 항체는 몸 안에서

감염병과 싸우는 아군이에요. 성매개감염병 백신 접종은 소아과나 산부인과 정기검진 때 의사와 상의하세요.

정기적으로 산부인과 검진 받기

성매개감염병 증상(134~135쪽 참조)이 있다면 무조건 산부인과 진료를 받아야 해요. 하지만 증상이 없는 경우도 많으니, 다음 사례에 해당한다면 1년에 한 번씩(또는 파트너가 바뀔 때) 검사를 받는 것이 좋아요.

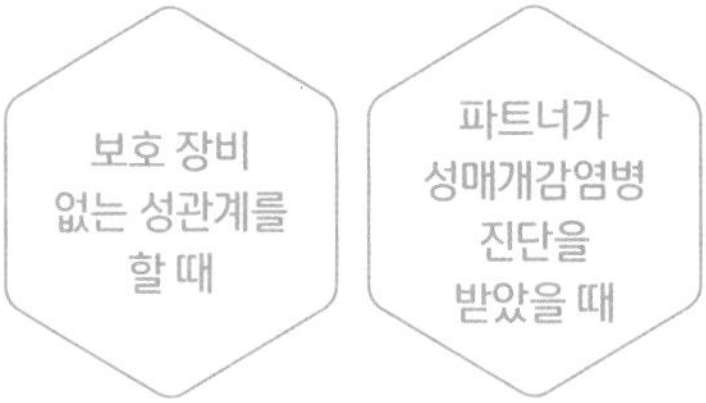

치료를 받을 때는 의료진의 지시에 잘 따르는 것이 중요해요. 항생제 치료는 보통 1주에서 2주 동안 이루어지는데, 치료를 시작하고 3~4일 만에 증상이 나아져서 약을 먹지 않는 사람이 종종 있어요. 그러면 정말 위험해요. 병원균이 절반만 죽은 상태에서 항생제 복용을 중단하면, 남은 균이 항생제 내성을 가져서 나중에는 항생제를 써도 효과를 볼 수 없을지 몰라요. 그러니 병원에서 받은 약은 다 먹고, 재검사 일정을 잘 지키세요.

서로에게 솔직하기

HIV와 헤르페스, B형간염처럼 평생 지속되는 성매개감염병을 겪는 사람이라면, 그 사실을 상대방에게 이야기하고 어떻게 안전한 성관계를 할 수 있을지 상의해야 해요. 만약 그 사실을 알리지 않으면 법적 문제까지 생길 수 있어요. 감염 사실을 나중에 알았다면 즉시 파트너에게 알리고 함께 검사와 치료를 받아야 해요. 이런 말을 하기 어려워하거나 말하지 못해 아예 헤어지는 사람들이 많은데, 감염을 숨기는 사람들이 늘어나면 치료되지 않은 감염병이 돌고 돌아서 나에게 되돌아올지도 몰라요.

파트너 수가 많을수록 철저히 원칙 지키기

한 사람만 사랑하든 최대한 많은 사람을 만나 보고 싶어 하든, 모든 선택은 존중받아야 해요. 다만 성 건강을 고려하면 성관계 파트너가 늘어날수록 성매개감염의 위험도 커진다는 사실을 기억해야 해요.

하루에 수십 명의 환자를 대하고, 만지고, 입안을 들여다보는 의사는 왜 감기에 안 걸릴까요? 항상 마스크를 쓰고, 진료가 끝날 때마다 손을 씻고, 공공장소에 있는 물건을 가급적 만지지 않도록 훈련받았기 때문이에요. 성매개감염도 마찬가지예요. 파트너가 많더라도 기본 원칙(위생과 청결, 보호 장비 착용과 정기검진)을 잘 지키면 건강한 성생활을 할 수 있어요.

안전한 성관계에는 '동의'가 필요해

앞서 모든 관계에는 반드시 '동의'가 필요하다고 이야기했죠. 특히 성관계에는 동의가 필수적이에요. 동의는 기꺼이('마지못해'가 아니라 '기꺼이') 해야 하고, 언제라도 취소할 수 있어야 해요. 그리고 상호적이어야 해요. 둘 중 한 명만 동의하면 동의가 아니죠. 또한 한 가지에 동의했다고 해서 모든 것에 동의한 것도 아니에요. 이를테면 손을 잡았다고 해서 성관계에 동의한 것은 아니라는 뜻이에요.

안전하지 못한 성관계	안전한 성관계
"난 콘돔 끼고 하는 거 별로야."	"어떤 피임법을 써 봤어? 어떻게 하고 싶니?"
"나만 믿어. 질외 사정에 실패한 적 한 번도 없어."	"너도 원하면 할게."
"응? 검사는 안 해 봤는데……. 걱정 마."	"아프면 말해, 그만할게."
"키스는 네가 먼저 해 놓고선 왜 섹스는 안 된다는 거지?"	"나는 헤르페스가 있어서 콘돔을 꼭 써야 해."
"아프다고? 조금만 참아 봐."	"성기에 물집이 생겼을 땐 섹스를 하면 안 돼."
"한 번 넣는 정도로는 아무 일 없을 거야."	"오늘은 콘돔이 없으니 키스랑 애무만 하자."

언니들의 비밀 상담소

오르가슴은 정확히 어떤 느낌인가요?

오르가슴은 성적 흥분이 계속 고조되다가 절정에 이른 상태를 가리켜요. 그때의 느낌은 매우 다양해서 한마디로 설명하기가 쉽지 않아요. 어떤 사람은 온몸에 전기가 흐르는 것 같다고 하고, 어떤 사람은 따듯한 물결에 휘감기는 것 같다고 하고, 어떤 사람은 배꼽이 간질간질한 느낌이 점점 강해지다가 폭발하는 것 같다고 해요. 시야가 일시적으로 깜깜해지거나 새하얗게 바뀐다고도 하죠. 강렬한 감정과 신체 반응이 지나고 나서는 온몸의 긴장이 풀리면서 나른해지고 잠도 푹 잘 수 있어요.

오르가슴에 이르기 위해 가장 중요한 것은 '시간'이에요. 프라이팬을 충분히 달구어야 최적온도에서 가장 맛있는 음식을 만들 수 있듯이, 몸이 서서히 달아오르고 자극과 반응이 쌓여야 오르가슴에 도달할 수 있어요. 이때 충분히 흥분한 상태에서 나오는 분비물이 있어야 아프거나 다치지 않을 수 있답니다. 어디를, 어떻게, 어느 정도 간격을 두고, 얼마나 자극해야 더 즐거운지를 계속 탐색하다 보면, 혼자서든 상대와 함께든 오르가슴을 만날 수 있을 거예요.

사실 모든 사람이 오르가슴을 느끼는 건 아니에요. 여성 4명 중 1명은 오르가슴을 느껴본 적이 없다고 해요. 하지만 오르가슴만이 성관계의 전부는 아니에요. 따듯하게 포옹하거나 부드럽게 손을 잡는 것만으로도 큰 충만감을 느끼는 사람도 있죠. 어떤 성관계가 좋은 성관계인지에 너무 집착하지 말고, 내 마음이 가는 대로 즐기면 된다는 점을 기억해요.

성매개감염

중학생 시절 성교육 시간에 "너희 섹스하면 아주 무섭고 나쁜 성병에 걸려." 라고 이야기하던 선생님이 있었어요. 성관계를 하면 병에 걸린다니, 얼마나 겁주기 좋은 말인가요. 어쩌면 지금 여러분이 만나는 어른들도 별반 다르지 않은 이야기를 할지 몰라요. 병원에서 성매개감염병 진단을 받은 환자 중 많은 사람이 큰 충격을 받거나 부끄러워해요. 또는 '나는 문란하지 않으니까 성병에 걸리지 않을 거야.'라는 생각에 건강검진을 소홀히 하다가 성병에 걸렸다는 사실을 뒤늦게 아는 사람도 많죠. 하지만 재채기나 씻지 않은 손을 타고 바이러스가 전파되듯이, 잘못 관리된 식품을 먹고 식중독균이 퍼지듯이, 성관계를 통해 옮는 어떤 감염병이 있을 뿐이에요. 그러니 겁내거나 피하지 말고, 나와 내가 사랑하는 사람을 어떻게 지킬 수 있을지 미리 알아보고 예방하자고요.

성매개감염이 늘고 있는 이유

전 세계적으로 성매개감염이 점점 늘고 있는데, 그 이유는 다음과 같아요.

첫째, 성매개감염병을 진단받았을 경우, 파트너(들)에게 알려야 하는데 부끄럽다는 이유로 숨기는 사람이 많아요. 그러면 치료받지 못한 사람들이 성매개감염병을 계속 퍼뜨리게 돼요.

둘째, 성매개감염병은 증상이 없는 경우가 많아요. 통증이나 출혈 같은 증상이 있으면 병원을 찾겠지만, 아무 증상이 없으면 발견이 늦어지고 그사이 전파될 위험도 더 커지죠.

셋째, 요즘은 데이트 상대나 파트너를 만나는 방법으로 데이트 애플리케이션을 사용하거나 하룻밤 상대를 찾는 경우가 점점 늘고 있어요. 심지어 성관계를 한 상대의 이름이나 전화번호조차 모르는 경우도 있죠. 그러면 어디서 어떻게 감염됐는지 알기 어려울뿐더러 상대방에게 감염 사실을 알리기도 힘들어져요.

넷째, 제모와 왁싱을 하는 사람이 늘었는데, 털이 없는 맨살일 경우 피부에 바이러스나 세균이 직접 닿아 성매개감염이 일어나기 더 쉬워요.

다섯째, 스마트폰과 인터넷 환경이 발달하면서 많은 사람이 포르노그래피에 노출되고 있어요. 그런데 포르노그래피에서 보호 장비를 사용하는 경우는 고작 3퍼센트밖에 되지 않는다고 해요. 성교육을 받지 않은 상태로 이런 영상을 보면 실제 성관계에서 콘돔을 사용하지 않으려는 경향이 더 강해진다는 연구 결과가 있답니다.

다른 나라에 비해 우리나라는 성매개감염병 검진이나 치료에 그다지 관심이 없어요. 그러다 보니 학교에서 제대로 가르치지도 않고요. 하지만 성매개감염 정보는 건강한 생활을 위해 모두가 꼭 알아야 해요.

흔하디흔한 질환

성 경험이 있는 사람 10명 중 8명은 평생에 한 번 이상 크고 작은 성매개감염을 겪는다고 해요. 성생활을 하는 십 대 3명 중 1명은 성매개감염을 겪고 있다고도 하고요. 키스나 구강성교로도 전파될 수 있는 질환도 있으니 성매개감염병은 사실 아주 흔한 질환인 셈이에요. 그러니까 '나는 절대 안 걸려.'라고 생각하면 큰 오산이에요.

사실 성매개감염병은 감기와 비슷해요. 그렇다면 가벼운 감기처럼 저절로 나을 수도 있는 거 아니냐고요? 네, 맞아요. 내 몸의 면역력이 좋으면 균이나 바이러스를 가진 사람과 성관계를 해도 감염되지 않을 수 있어요. 이를테면 HPV는 감염됐더라도 2년이 지나면 90퍼센트가 저절로 없어진다고 해요.

하지만 몸속에 남아 있는 일부 바이러스가 자궁경부암으로 진행되거나, 피부 속 신경에 숨어 있다가 아픈 물집을 일으키는 헤르페스로 자꾸 재발해요. 치료 과정에서 흉터와 후유증을 남기기도 하는데, 특히 클라미디아나 임질은 자궁을 들러붙게 만들어서 나중에 임신이 힘들어지기도 해요. 그래서 의사들은 성관계를 하는 사람이라면 꼭 성매개감염에 대한 예방과 검진을 하라고 강조해요.

성매개감염병의 종류

다음은 여러 성매개감염병이에요. 흔한 질환부터 소개할게요.

이름	증상	원인	예방법	치료법
클라미디아	•10명 중 8명은 증상 없음 •소변 볼 때 화끈거림, 질 분비물 증가, 성관계 중 통증	•피부 점막 간 접촉 •음경과 질 간 접촉 •음경과 항문 간 접촉	•1년에 한 번씩 파트너와 함께 성매개감염병 검사받기 •성관계 때 보호 장비 사용	•항생제 치료 •4주 뒤 재검사로 완치 여부 확인
헤르페스	•한두 개의 뾰루지에서 시작해 물집이 생겼다가 터짐 •2주 뒤 자연적으로 나아짐 •몸살이나 미열	•피부 점막 간 접촉 •음경과 질 간 접촉 •음경과 항문 간 접촉 •구강과 성기 간 접촉	•성관계 때 보호 장비 사용(물집이 보이지 않는 기간에도 감염 가능성 있음) •감염 사실 확인되면 파트너에게 알림	•항바이러스제 치료(일주일간 약을 먹고 연고를 바르면 바이러스 전파가 줄어듦) •충분한 식사와 수면
HPV	•10명 중 7명은 면역 체계가 바이러스를 이겨 냄 •면역력이 떨어진 경우 감염 상태가 지속 •증상이 없거나 가려운 사마귀가 생김 •암으로 진행될 때까지 별다른 증상이 없을 수 있으니 정기검진이 중요	•피부 점막 간 접촉 •음경과 질 간 접촉 •음경과 항문 간 접촉 •구강과 성기 간 접촉	•성관계 때 보호 장비 사용(콘돔을 미처 씌우지 않은 피부 접촉으로 감염 가능성 있음) •2년에 한 번씩 자궁경부암 검사받기 •금연(흡연은 면역력을 떨어뜨림) •HPV 백신 접종	•사마귀는 수술로 절제하고 바르는 약을 처방 •암은 초기인 경우 수술로 절제하지만, 진행된 경우에는 항암치료와 방사선 치료를 병행

임질	•10명 중 7명은 증상 없음 •소변 볼 때 화끈거림, 질 분비물 증가, 성관계 중 통증 •목 감염의 경우 따끔거리고 고름이 나옴	•피부 점막 간 접촉 •음경과 질 간 접촉 •음경과 항문 간 접촉 •구강과 성기 간 접촉	•1년에 한 번씩 파트너와 함께 성매개감염병 검사받기 •성관계 때 보호 장비 사용	•항생제 치료 •4주 뒤 재검사로 완치 여부 확인
매독	•1기 매독은 성기 주변에 큰 궤양이 생기면서 짓물렀다가 아묾 •1기 때 치료하지 않으면 2기(전신 발진, 발열), 3기(신경계와 뼈에 침투)까지 진행될 수 있음	•피부 점막 간 접촉 •음경과 질 간 접촉 •음경과 항문 간 접촉 •구강과 성기 간 접촉	•성관계 때 보호 장비 사용 •보호 장비 없이 성관계를 할 경우, 1년에 한 번씩 성매개감염병 검사받기	•1~3주간 주사 항생제 치료 •6개월에 걸쳐 완치 여부 확인
질편모충염(트리코모나스 질염)	•회색이나 녹색의 질 분비물이 나오거나 성기가 가렵고, 소변 볼 때 따가움	•피부 점막 간 접촉 •음경과 질 간 접촉 •음경과 항문 간 접촉	•성관계 때 보호 장비 사용	•1주간 항생제 치료
B형간염	•증상이 없거나 발열, 구토, 황달, 상복부 통증, 전신 근육통	•감염자의 혈액이나 체액과 접촉(수혈, 손톱깎이나 면도기 공유 등) •피부 점막 간 접촉 •음경과 질 간 접촉 •음경과 항문 간 접촉	•6개월에 걸쳐 3번 백신 접종	•급성 간염은 증상에 맞는 치료가 이루어지지만, 만성 간염은 특별한 치료법이 없음
HIV AIDS	•노출된 지 2~4주 사이에 가벼운 독감 같은 증상이 이어지다 나아짐	•감염자의 혈액이나 체액과 접촉(수혈, 손톱깎이나 면도기 공유, 모유 수유 등) •피부 점막 간 접촉 •음경과 질 간 접촉 •음경과 항문 간 접촉	•성관계 때 보호 장비 사용	•초기 발견 때 항바이러스제만 평생 꾸준히 먹는다면 합병증 없이 건강하게 살 수 있음
사면발니증	•음모 부위가 가렵고, 피 부스러기나 딱지가 생김	•피부 간 접촉(속옷이나 이불 공유 등)	•감염자와 이불이나 속옷 따로 쓰기 •공동생활에서 개인위생 철저히 하기	•바르는 약을 한 번만 바르면 거의 완치 •감염 사실을 확인하는 즉시 이불과 속옷을 삶아서 빨아야 함

성매개감염을 예방하는 법

사실 금욕(성관계를 하지 않는 것) 또는 자위만이 성매개감염을 100퍼센트 예방할 수 있어요. 그러니 성관계를 하려면 위험을 감수할 수 있는지, 위험을 줄이기 위해 어떤 조치를 취할지 미리 고민하고 준비해야겠죠? 콘돔 사용과 백신 접종은 성매개감염을 예방하는 가장 기본적인 방법이에요.

성관계를 매개로 전파될 수 있는 감염병의 종류는 30가지가 넘어요. 여러분이 누구와 어떻게 성관계를 했는지, 최근 어떤 감염병이 유행인지 등에 따라 의사가 필요한 검사를 할 거예요. 다음과 같은 경우에는 검사를 받아야 해요.

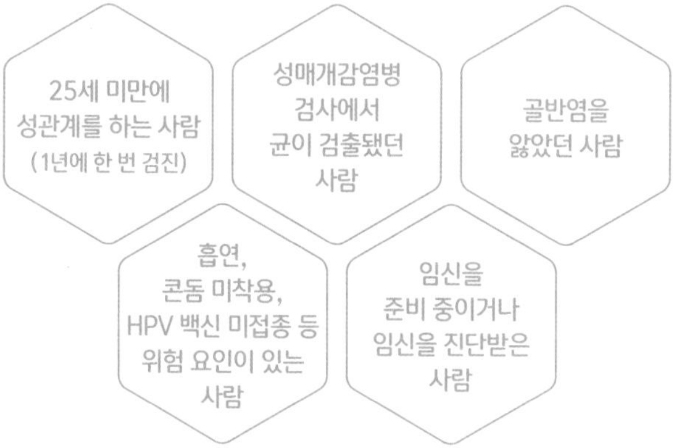

성매개감염병 검사를 받을 수 있는 곳과 방법은 다음과 같아요.

보건소

보건소에서는 HIV, 매독, 임질, 클라미디아, B형간염 검사를 무료로 받을 수 있어요. 다만 검사에 필요한 신분증으로 청소년증이나 학생증도 가능한지는 관할 보건소마다 다를 수 있으니 확인해 보고 방문해야 해요.

산부인과

산부인과에서는 성매개감염병 6종이나 12종 검사를 진행해요. 증상이 있어서 병원에 가면 건강보험이 적용되므로 2~3만 원 정도만 부담하면 검사받을 수 있어요.

성매개감염병 진단 키트

약국이나 인터넷에서 살 수 있는 진단 키트에 질 분비물을 묻혀서 우편으로 보내면, 병원에서 결과를 진단받을 수 있어요. 병원에 가는 게 여의치 않거나 검사를 두려워하는 사람들이 주로 이용해요. 하지만 식약처 인증을 받지 않은 사기 업체들이 많으니 잘 확인해야 해요. 사실 키트 비용이 7~10만 원으로, 병원 검사보다 비싸기 때문에 추천하지는 않아요.

성매개감염병 진단 키트 판매 사이트(가인패드)	www.gynpadmall.com

언니들의 비밀 상담소

성병 검사 결과를 부모님이 아시게 될까 봐 걱정이에요.

청소년이 성병 진료를 받을 때나 결과를 들을 때 부모의 동의가 필요한지에 대해서는 의료인마다 의견이 분분해요. 반드시 부모에게 알려야 한다는 법적인 명시는 없지만, 나중에 부모가 알게 되어 항의하는 등의 곤란한 상황을 피하고 싶어 많은 의료인이 방어적으로 행동하죠.

해외에는 의사가 충분히 설명해서 이해만 한다면 청소년이 치료나 수술 등의 의료적 결정을 내릴 수 있는 나라가 꽤 있어요. 결정이 어려울 때는 부모나 상담사, 학교 선생님 같은 어른이 필요하기도 하지만요. 청소년도 의사와 함께 어떤 치료가 내 몸에 좋은지를 결정할 권리가 있어요. 그러니 우리나라 법도 바뀌어 가야겠죠?

비밀 보장에 관해 확실히 이야기한 뒤 의사의 태도를 보고 진료를 받을지 판단하는 게 좋아요. 아래에 소개하는 기관처럼 청소년의 인권을 존중하고 비밀 보장이 확실한 곳을 찾는 것도 도움이 돼요.

서울시립십대여성건강센터 나는봄	www.imbom.or.kr	02-6227-1541

공중화장실 변기를 통해 성병이 옮기도 한다는 말을 들었는데, 정말인가요?

습하고 따뜻한 신체 내부를 좋아하는 세균과 바이러스는 신체를 떠나면 살아남기 어려워요. 공중화장실 변기를 통해 감염되려면 감염자가 질 분비물을 변기에 묻힌 직후에 다른 사람이 그 변기를 사용하고 바로 그 자리에 외음부가 닿아야 하는데, 이런 일은 일어나기 어렵죠. 소변이나 침으로는 감염될 가능성이 희박하니 너무 걱정하지 마세요. 그래도 걱정된다면 물티슈와 손 세정제로 변기를 닦고 말린 다음 사용하면 돼요.

동성끼리 성관계를 하면 에이즈에 걸린다고 들었는데, 정말 그런가요?

〉〉〉〉 다시 강조하자면, 동성 간이든 이성 간이든 콘돔 등의 보호 장비 없이 성관계를 하면 HIV 바이러스에 노출될 위험이 있어요. HIV 바이러스는 혈액, 정액, 모유, 질 분비물을 통해 감염될 수 있어요. 그래서 질/항문 삽입 섹스나 체액이 교환되는 경우에는 (어떤 성별끼리 성관계하든 상관없이) 감염의 위험성이 있어요. 질-음경 삽입 섹스는 0.1~0.2퍼센트, 항문-음경 삽입 섹스는 0.5~3퍼센트 정도의 위험성이 있다고 해요. 그러니 상대방이 바로 어제 받은 성매개감염병 검사 결과지를 가져오는 경우가 아니고서야 항상 콘돔 등의 보호 장비를 사용하는 게 안전해요! 실제로 HIV 감염인들의 감염 경로를 조사해 보니, 절반이 이성 간 성관계, 절반이 동성 간 성관계 그리고 아주 소수의 선천성 감염이나 혈액을 통한 감염이 원인이었어요.

남자와 달리 여자의 성기는 안쪽으로 들어가 있어서 성병에 더 취약하다는 이야기를 들었어요.

〉〉〉〉 성매개감염병 바이러스는 축축하고 따뜻한 점막에 살아요. 여성은 외음부, 질, 자궁내막, 요도, 방광 등에 점막이 있는 반면 남성은 요도, 정관, 전립선, 방광 등에 점막이 있어요. 음경의 바깥이 피부인 점을 생각하면, 여성의 점막 면적이 더 넓죠(일부 피부에 사는 헤르페스, HPV, 사면발니증은 여성과 남성의 유병률이 비슷하답니다).

이 밖에 사회·경제적 이유도 있어요. 안전한 성관계를 위한 합의와 요구를 할 때 여성이 불리한 위치에 있는 경우가 많으니까요. 또 여성의 성매개감염병은 증상이 없는 경우가 많아서 치료가 늦어지기도 한답니다. 게다가 사회적으로 성매개감염에 대한 언급이 금기시되고 잘못으로 낙인찍는 분위기가 있다 보니, 여성이 검사와 치료를 더 꺼리는 경향도 있지요.

성매개감염에는 이렇게 다양한 문제가 얽혀 있어요. 나 혼자만 잘하면 예방할 수 있는 문제가 아니에요. 모두가 주의할 수 있도록 이와 관련한 성교육을 확대하고, 콘돔 같은 보호 장비를 더 쉽게 구할 수 있어야 해요. 증상이 없어도 성매개감염병 검사를 할 수 있게 보건소에서 무료 검사를 하는 정책도 필요해요.

임신과 출산

'만약 내가 아기를 가진다면?'이라고 상상해 본 적 있나요? 사실 그때가 언제가 될지는 아무도 알 수 없어요. 하지만 미리 준비할 수는 있죠. 임신과 출산은 모두 내 몸에서 일어나는 일이니, 그 과정을 알면 내 몸을 더 알게 돼요.

아, 물론 임신과 출산을 원하지 않는 여성도 있을 거예요. 그렇다 해도 임신과 출산에 관해서는 모두가 알아야 해요. 아기가 만들어지는 과정을 아는 것은 곧 내가 어떻게 만들어져서 이 세상에 존재하는지를 아는 일이니까요. 나를 낳은 엄마나 내 단짝은 물론 내가 좋아하는 연예인도 어느 날 하늘에서 뚝 떨어지지는 않았죠. 우리는 모두 엄마 배 속에서 태어나 이 세상에 존재해요. 이것은 앞으로 나의 2세를 만날 수 있는 과정이기도 하므로 매우 중요하죠. 그럼 나를 비롯한 우리가 어디서 어떻게 왔는지 알아볼까요?

임신, 반쪽짜리 설계도가 완성되는 과정

임신이 되려면 정자와 난자가 만나야 해요. 인간에게는 23쌍의 염색체가 있는데, 남자의 정자와 여자의 난자에는 그중 절반인 23개의 염색체만 들어 있어요. 설계도의 반쪽만 가지고 있다고 생각하면 돼요. 정자와 난자가 만나 수정란이 되면 양쪽에서 받은 23개의 염색체가 합쳐져 23쌍의 완성된 설계도가 만들어져요. 그 순간부터 설계도에 따라 생명이 자란답니다.

수정란은 세포 1개에서 시작해 2개, 4개, 8개 순으로 세포분열을 하면서 몸집을 키워 가요. 수정란에 난관을 통해 천천히 자궁으로 이동해서 자궁내막에 자리 잡는 과정을 '착상'이라고 해요. 착상까지는 수정일부터 일주일 정도가 걸리죠.

수정되는 과정

여자 몸속에 있는 난자와 남자 몸속에 있는 정자가 만나려면 어떻게 해야 할까요? 성관계 중 남녀의 성기가 만나야겠죠. 발기한 남자의 음경이 여성의 질에 삽입되어 사정하면, 한 번에 5천만~1억 5천만 개 정도의 정자가 배출돼요.

그런데 피임하지 않고 1년 동안 성관계를 했는데도 아이가 생기지 않는 경우를 '난임'이라고 해요. 여성이나 남성의 생식기관에 어느 쪽이든

임신 과정

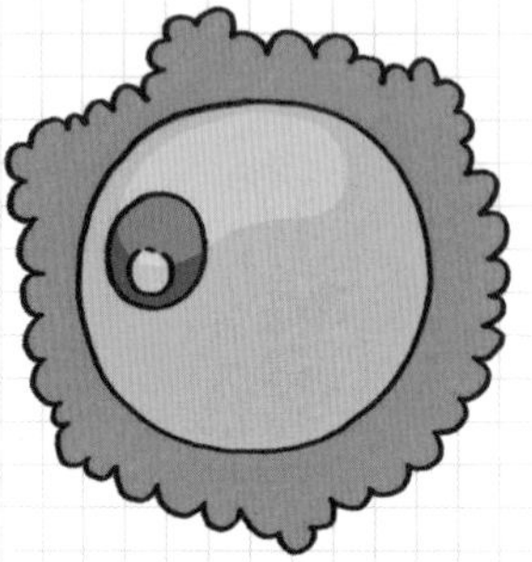

난자

여성의 몸에서 만들어져 한 달에 한 번
배란돼요. 성숙한 난자는 0.2밀리미터 크기로
우리 몸에서 가장 큰 세포예요. 난자의 바깥은
투명대와 방사관이라는 구조로 겹겹이 싸여
있어요. 이 방어막을 뚫고 들어오는 좋은 정자들을
골라서 수정하려는 중요한 장치예요.

정자

정자는 고환에서 만들어져 정낭에 보관되어
있다가, 사정할 때 몸 밖으로 배출돼요.
올챙이 모양의 머리 부분에 염색체가 있어서
꼬리로 헤엄쳐 가다 난자를 만나면
머리 부분만 난자 안으로 쏙 흡수돼요.

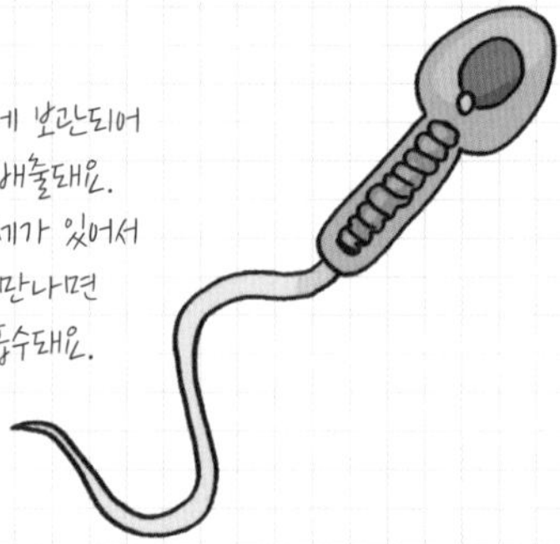

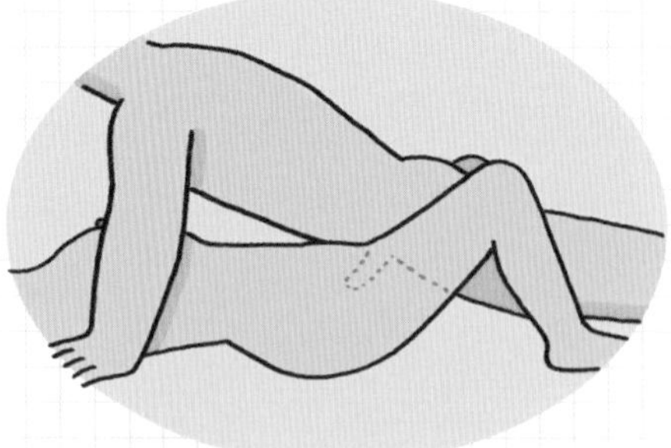

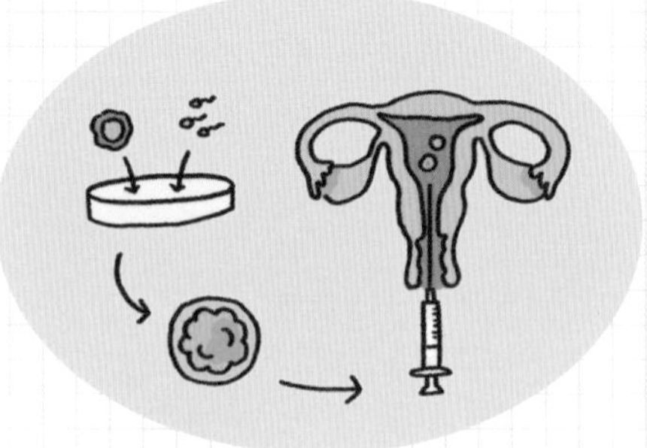

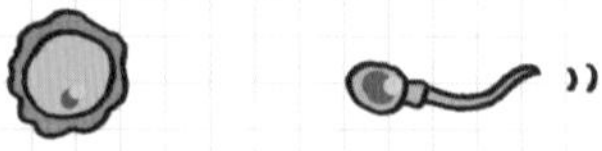

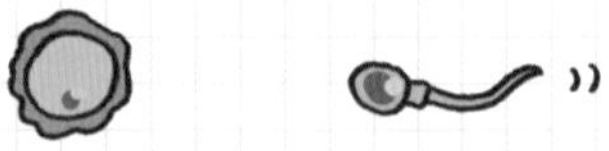

난자와 정자는 삽입 섹스 또는 보조 생식술(시험관 시술)로 만나!

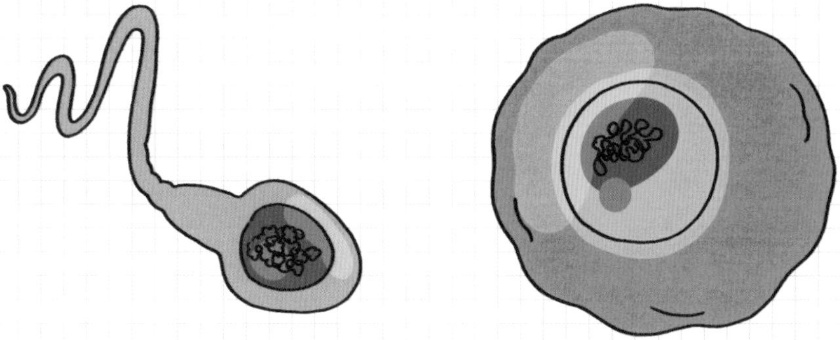

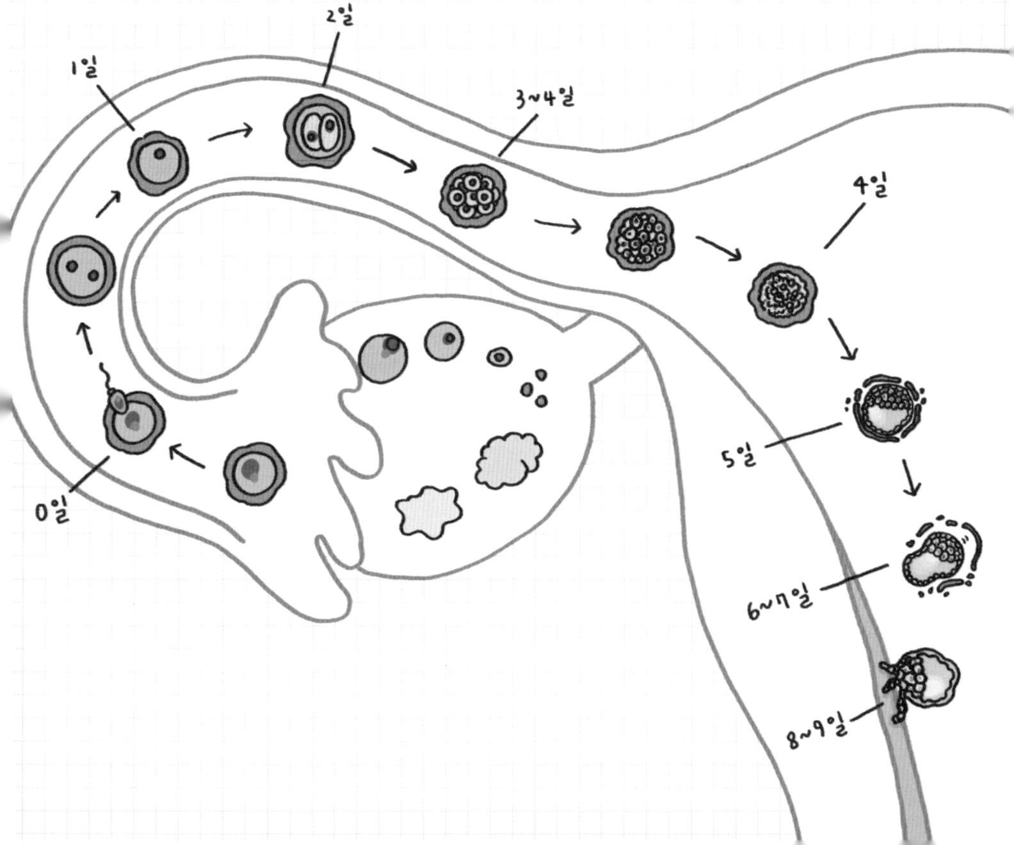
1일
2일
3~4일
4일
0일
5일
6~7일
8~9일

문제가 있더라도 과학자와 의사들의 도움으로 임신할 수 있어요. 예를 들어 여자 몸속에 있는 난자를 주사기로 수집해 정자와 만나게 한 뒤 수정란 상태로 다시 여자의 자궁 안에 넣는 방법이 있어요.

임신의 초기 증상

임신하면 몸에 큰 변화가 일어나요. 다음은 임신의 초기 증상이에요. 피임하지 않고 성관계를 한 뒤에 이런 증상이 있다면 반드시 테스트로 임신 여부를 확인해야 해요.

월경 중단

예정일에서 1~2주가 지나도 월경이 시작되지 않으면 임신 여부를 확인해 봐야 해요.

착상혈

월경 기간에 출혈이 있지만 양이 극히 적을 때는 임신 여부를 확인해 봐야 해요. '착상혈'이라는 임신 초기의 출혈일 수 있거든요.

구역질과 구토

이유 없이 속이 울렁거리며 식욕이 없거나 구역질이 나고 구토를 하는

임신 테스트기로 검사하는 법

임신 테스트기는 임신 여부를 간편하게 알아볼 수 있는 기구예요. 수정란이 자궁 안에 착상할 때 만들어지는 '사람융모성생식선자극호르몬(HCG)'을 소변으로 측정하는 원리죠. 약국이나 편의점, 인터넷에서 쉽게 구할 수 있어요. 사용법은 다음과 같아요.

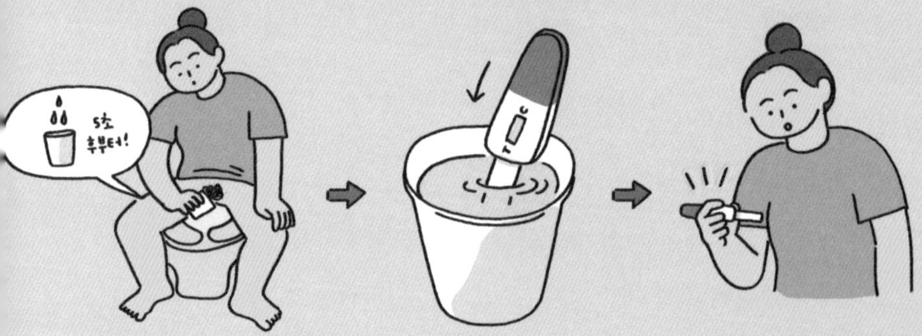

1. 소변을 보기 시작하고 5초 후부터 나오는 중간 소변을 깨끗한 종이컵이나 그릇에 받아요.

2. 막대 부분에 소변을 충분히 묻힌 뒤 평평한 곳에 두고 3~5분 정도 기다려요.

3. 막대에 나타나는 줄을 확인해요.

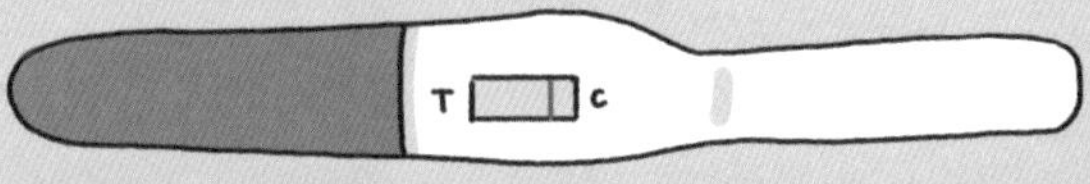

1줄 음성으로 임신 가능성이 없다는 뜻이에요.

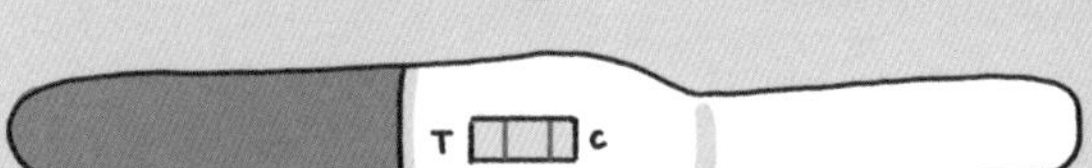

2줄 양성으로 임신 확률이 높다는 뜻이에요.

빨간 줄이 두 줄 나오면 임신일 가능성이 큰데, 드물게는 자궁외임신이나 난소종양인 경우도 있으니 꼭 산부인과를 찾도록 해요.

경우에도 임신 여부를 확인해 봐야 해요. 입덧은 빠르면 임신 4주(마지막 월경 시작일부터 4주)부터 시작해요.

가슴의 변화

갑자기 가슴이 붓고 단단해지며 유두 색깔이 짙어졌을 때도 임신 여부를 확인해 보세요.

염색체와 유전자

아기는 어떤 부분은 엄마를 닮고, 어떤 부분은 아빠를 닮죠. 생김새뿐 아니라 성격이나 병력도 닮을 수 있어요. 엄마와 아빠한테서 설계도를 반반씩 물려받았기 때문이에요.

인간을 만드는 설계도는 유전물질 안에 들어 있어요. 유전정보는 A, G, T, C라는 4개의 염기를 배열하는 방법에 따라 암호화되어 있는데, 30억 개의 염기가 모여 1000억 킬로미터에 달하는 DNA 사슬을 만들어요. 이렇게 긴 정보를 한 줄로 보관하다가는 엉키기 쉬울 테니, 이걸 적당히 끊어서 특별한 방법으로 똘똘 뭉쳐 놓은 것이 염색체예요. 세포 1개 안에는 염색체가 46개, 즉 23쌍이 있는데, 엄마에게서 23개, 아빠에게서 23개를 받은 거랍니다. 우리 몸을 구성하는 세포 60조 개 속에는 모두 이런 염색체가 들어 있어요.

사람에게는 약 2만 5천 개의 유전자가 있어요. 유전자는 DNA 안의 일정 부분을 말해요. 책의 목차를 보면 내용이 여러 장으로 나뉘고 그 안에 더 작은 소제목이 있듯이, 유전자에는 우리 몸이 기능하는 데 사용되는 단백질과 효소를 만드는 설계도가 장기별로 정리되어 있어요. 그런데 예를 들어 췌장에서 인슐린을 만들 때마다 1000억 킬로미터나 되는 정보를 다 읽으려면 시간이 너무 오래 걸리겠죠. 그래서 사용하지 않는 유전자는 묶어 놓고 보관하기도 해요.

태아의 발달

수정란은 40주 동안 서서히 자라면서 점점 아기의 모습을 갖추어 가요. 수정란 일부와 자궁내막은 태반이라는 뿌리를 만드는데, 태반을 통해 엄마의 피에서 공급받은 영양분과 산소를 탯줄로 태아에게 전달해요. 엄마와 이어져 있던 증거인 탯줄은 태어난 뒤에 말라서 떨어지고, 그 흔적이 배꼽으로 남죠.

태아가 자라나면서 엄마의 배도 점점 불러요. 태어나기 직전의 태아는 3킬로그램 정도인데, 엄마는 여기에 자궁과 양수까지 더해 7~8킬로그램 정도의 무게를 견뎌야 해요. 이 때문에 내부 장기와 척추뼈가 눌리고 숨도 차요.

태아의 발달

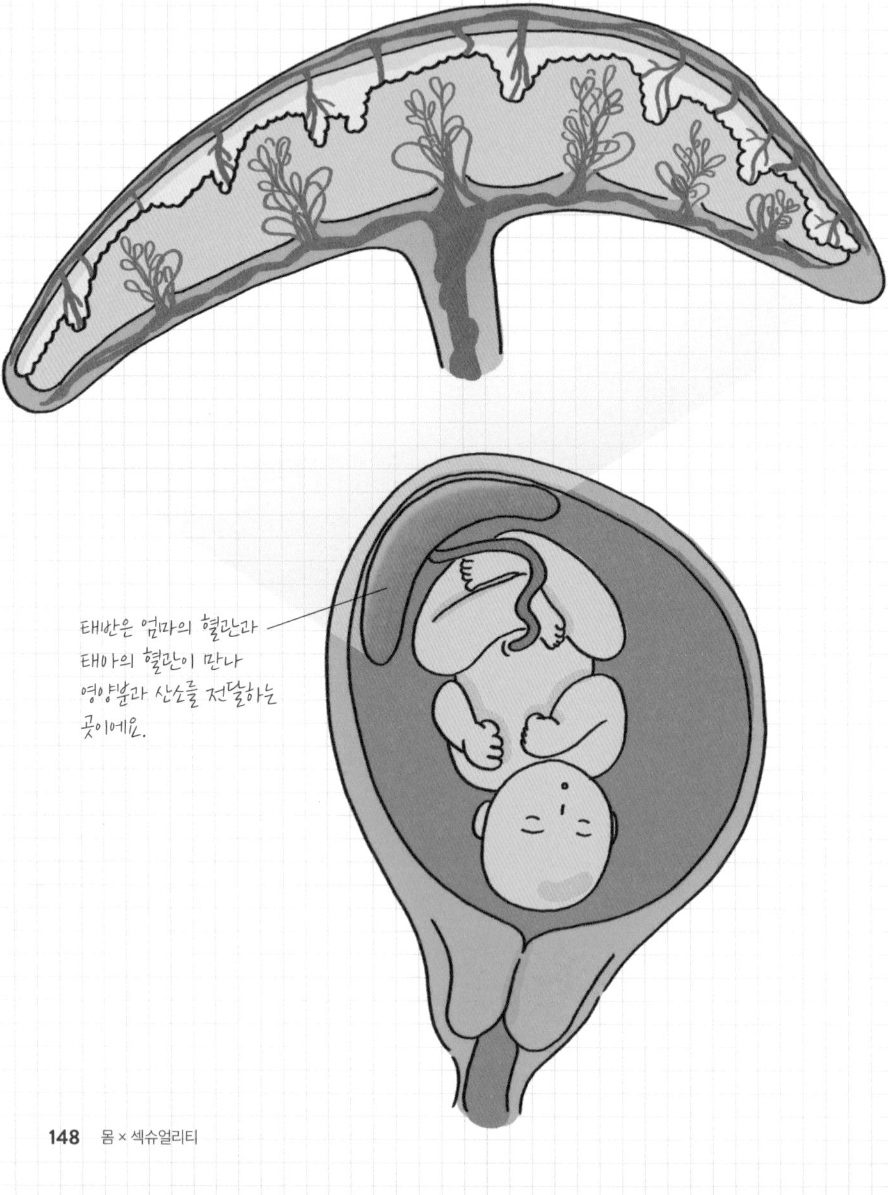

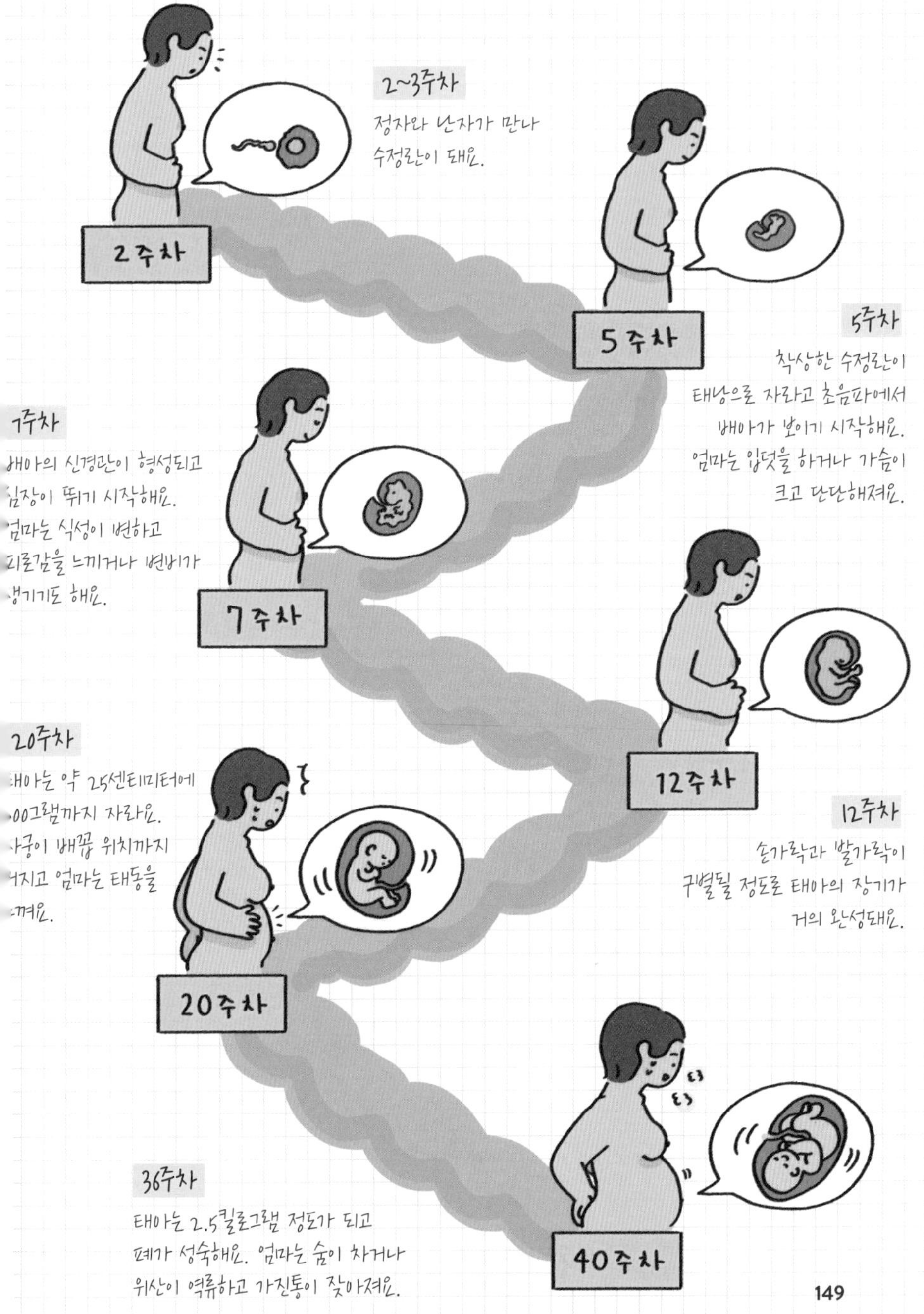
2~3주차
정자와 난자가 만나
수정란이 돼요.
2주차
5주차
5주차
착상한 수정란이
태낭으로 자라고 초음파에서
배아가 보이기 시작해요.
엄마는 입덧을 하거나 가슴이
크고 단단해져요.
7주차
배아의 신경관이 형성되고
심장이 뛰기 시작해요.
엄마는 식성이 변하고
피로감을 느끼거나 변비가
생기기도 해요.
7주차
12주차
12주차
손가락과 발가락이
구별될 정도로 태아의 장기가
거의 완성돼요.
20주차
태아는 약 25센티미터에
00그램까지 자라요.
자궁이 배꼽 위치까지
커지고 엄마는 태동을
느껴요.
20주차
36주차
태아는 2.5킬로그램 정도가 되고
폐가 성숙해요. 엄마는 숨이 차거나
위산이 역류하고 가진통이 잦아져요.
40주차

출산

임신한 지 40주 정도가 되면 태아는 완전히 성장해 세상과 만날 준비를 마친답니다. 자연스럽게 진통이 시작된다면 자연분만을 해요. 태아가 점점 아래로 내려와서 자궁 입구를 열고, 질을 통해 쑥 미끄러져 나오죠. 그런데 태아는 3킬로그램이나 되기 때문에 이 모든 과정은 6시간에서 9시간 정도 걸려요.

만약 태아가 위급한 상황이거나 체구가 너무 커서 자연분만이 어렵다고 판단되면 제왕절개수술을 할 수도 있어요. 어떤 과정이든 출산은 태아에게도 엄마에게도 큰일이에요. 출혈이나 고혈압 같은 합병증이 생기기도 하고요. 과학과 의료 기술이 발전하면서 사정이 훨씬 나아졌지만, 아직도 우리나라에서는 1만 명의 신생아가 태어날 때 그중 1명의 엄마가 안타깝게도 사망해요. 아기를 낳는다는 것은 그만큼 큰 결정이고, 그래서 우리 모두의 엄마들은 대단한 분들이에요.

출산과 분만

출산은 생명이 태어난다는 의미로 모체와 태아를 중심으로 보는 관점이고, 분만은 산모와 태아를 나눈다는 의미로 태아를 꺼내는 의료인의 관점이에요. 영어로도 출산은 birth, 분만은 delivery라고 하죠.

남성 파트너가 없어도 임신할 수 있을까?

2020년 11월, 어느 비혼의 여성 방송인이 엄마가 됐다고 발표해서 큰 화제가 되었습니다. 아이를 낳아 기르고 싶다는 생각이 있었지만, 이 때문에 결혼을 서두른다면 또 다른 문제가 생길 것 같아서 정자를 기증받아 임신과 출산에 성공했다고 해요.

임신에는 성관계를 통해 정자와 난자를 만나게 하는 방법 말고도 정자를 직접 자궁에 주입하는 인공수정, 난자와 정자를 각각 추출해서 수정란을 만든 뒤 이를 여성의 자궁에 이식하는 체외수정 등의 방법이 있어요. 이렇게 과학기술의 도움을 받아 임신과 출산을 하는 것을 보조 생식 기술이라고 해요. 난임 부부를 위해 쓰이던 기술들이 시대가 변하고 가족의 개념이 바뀌면서 여러 사람들에게 도움을 주고 있어요.

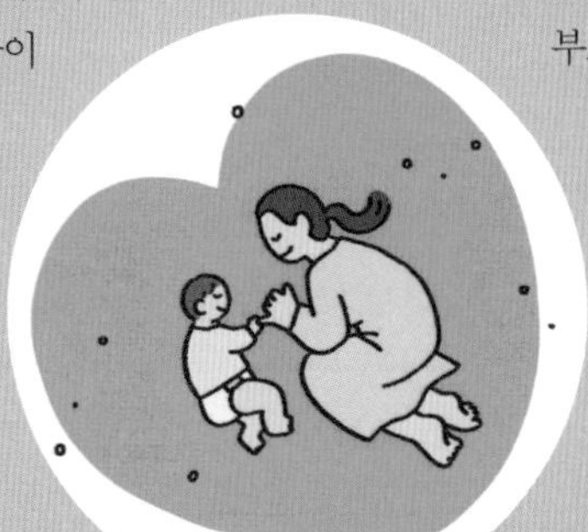

우리나라에서는 아직 혼인 관계에 있는 남녀만이 인공수정이나 체외수정 시술을 받을 수 있어요. 그러나 영국, 덴마크 등은 비혼 여성이나 레즈비언 커플에게도 그 권리를 인정하고 있답니다. "법적인 이성 부부인지보다 얼마나 간절하게 아이를 원하는 사람인지, 양육을 위한 준비가 된 사람인지가 중요하다." "성 정체성이나 혼인 여부와 상관없이 출산의 권리는 누구에게나 있다."라는 주장을 여러분은 어떻게 생각하나요?

현재 우리나라의 출산율은 0.918퍼센트로, 여성 1명이 평생 평균 1명 미만을 출산해요. 세계 최저치에 가깝죠. 많은 사람이 아이를 지금보다 더 많이 낳아야 한다고 주장하지만, 법으로 인정하는 부모의 자격은 몹시 엄격하답니다. 앞으로 법과 제도에 어떤 변화가 일어날지 궁금하지 않나요?

피임

앞서 보았듯이 임신과 출산은 여성에게 아주 중요한 일이에요. 신체적·감정적·경제적으로 그 여파가 오래 남을 수도 있고요. 그렇기에 성관계를 하면 임신할 가능성이 있다는 사실을 항상 염두에 두어야 해요.

뿐만 아니라 내가 언제 임신하기를 원하는지, 임신을 원하지 않는다면 어떻게 임신을 피할 수 있는지 잘 알고 있어야 하겠죠. 피임 방법을 잘 모르거나 파트너와 피임에 관해 이야기할 준비가 안 되었다면, 성관계를 할 준비 역시 안 된 거예요.

피임에는 다양한 방법이 있어요. 방법에 따라 효과와 장단점, 사용법 등이 다르죠. 각각의 피임법을 꼼꼼히 살펴본 뒤 자신에게 잘 맞고 안전한 방법을 선택해 봐요.

피임 방법

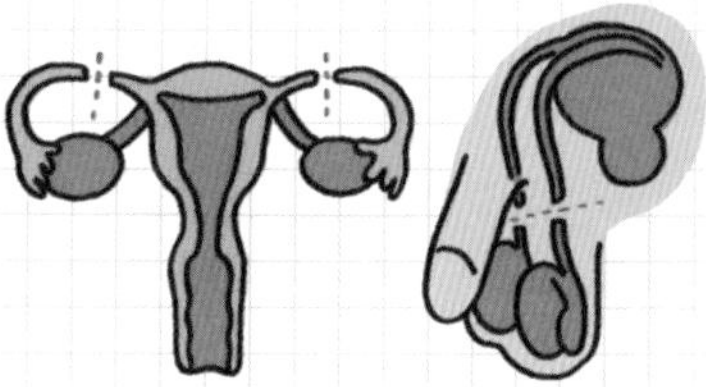

정관 불임수술과 난관 불임수술

성공률: 99%
피임 기간: 영구
병원(수술)

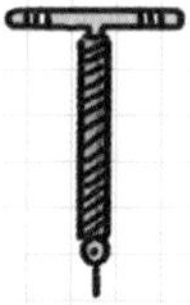

구리 자궁 내 장치

성공률: 99%
피임 기간: 5년
병원(시술)

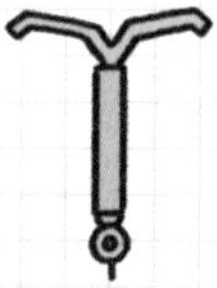

호르몬 함유 자궁 내 장치

성공률: 99%
피임 기간: 3~5년
병원(시술)

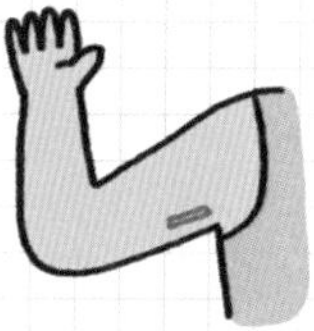

피하 이식제

성공률: 92~99%
피임 기간: 3년
병원(시술)

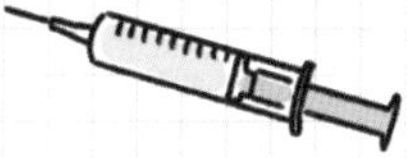

피임 주사제

성공률: 97~99%
피임 기간: 3개월
병원(주사)

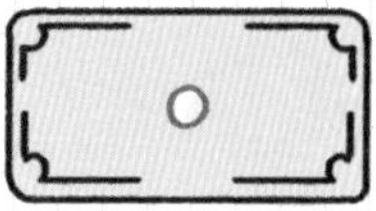

응급 피임약

성공률: 58~95%
피임 기간: 1회
병원(처방)

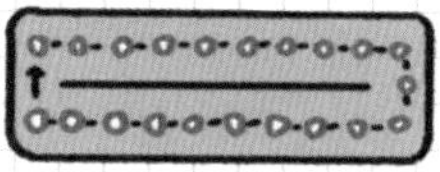

경구피임약

성공률: 92~99%
피임 기간: 복용 기간 동안
약국 또는 병원(처방)

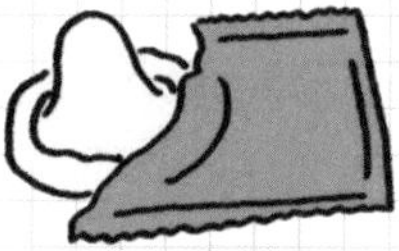

남성 콘돔

성공률: 85~98%
피임 기간: 1회
약국, 편의점 등

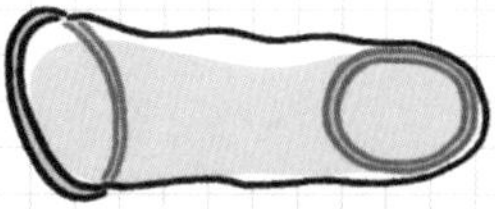

여성 콘돔(페미돔)

성공률: 79~95%
피임 기간: 1회
온라인 직구 등

차단법

차단법이란 남성의 정자가 자궁 안으로 들어가 여성의 난자와 만나지 못하게끔 중간에 막는 모든 방법을 말해요. 살정제, 남성 콘돔, 여성 콘돔, 경부 캡, 질 격막, 스펀지 등 다양한 방법이 있죠. 차단법은 성매개감염을 예방하기 위해서도 중요해요. 이 중 우리나라에서 사용할 수 있는 방법 위주로 소개할게요.

남성 콘돔

기능 얇은 라텍스(고무)나 폴리우레탄(비닐)으로 된 막으로, 남성의 성기에 씌워서 사정할 때 정자가 자궁 안으로 들어가는 걸 막아요.

효과 100쌍의 이성 커플이 1년간 남성 콘돔만 사용해서 피임한다면, 이 중 여성 18명은 임신할 가능성이 있어요.

장점 성매개감염을 막는 데 제일 탁월해요. 편의점이나 슈퍼마켓에서 쉽게 살 수 있고, 다른 피임법보다 비용이 저렴한 편이에요. 그리고 여성호르몬에 영향을 주지 않아요.

단점 라텍스에 알레르기 반응을 일으키는 사람도 있어요. 그럴 때는 폴리우레탄 재질의 콘돔을 사용해요.

사용법 콘돔의 낱개 포장지를 (가위나 이가 아니라) 손으로 뜯은 뒤 콘돔이 말려 있는 방향을 확인해요. 정액받이를 잡고 성기 끝에 콘돔을 씌워요. 그런 다음 콘돔을 성기 위에 돌돌 풀어 줘요. 사정 직후에는 콘돔을 바로 제거해야 해요. 콘돔이 없을 때 랩이나 비닐봉지를 사용하기도 하는데, 위생상 좋지 않은 데다 마찰에 약해서 질 안에 빠지기 쉬워요. 번거롭더라도 꼭 제대로 된 콘돔을 준비해요(247쪽에서 무료 콘돔 신청 사이트를 확인할 수 있어요).

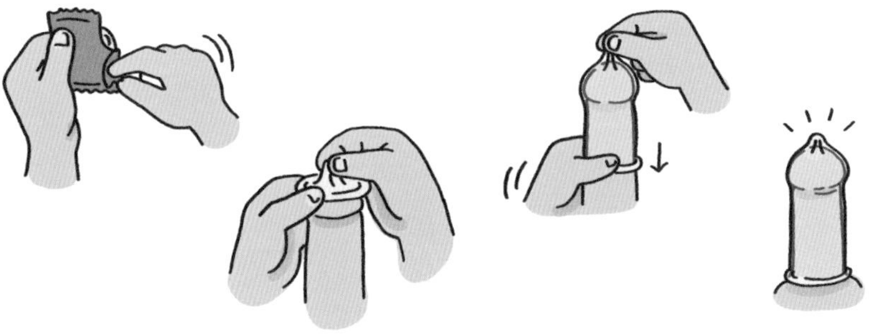

여성 콘돔(페미돔)

기능 얇은 라텍스나 폴리우레탄으로 된 막으로, 정자가 자궁 안으로 들어가는 걸 막아요. 여성의 질 안에 미리 넣어 두어요.

효과 100쌍의 이성 커플이 1년간 여성 콘돔만 사용해서 피임한다면, 이 중 여성 18명은 임신할 가능성이 있어요.

장점 성매개감염을 막는 데 제일 탁월해요. 여성호르몬에 영향을 주지 않아요.

단점 라텍스에 알레르기 반응을 일으키는 사람도 있어요. 그럴 때는 폴리우레탄 재질의 콘돔을 사용해요. 하지만 여성 콘돔은 구하기 어려워요.

사용법 성관계 직전부터 8시간 이전 사이에 삽입해야 해요. 콘돔의 낱개 포장지를 (가위나 이가 아니라) 손으로 뜯어요. 안쪽 링 부분을 좁게 쥐고 질 안으로 삽입해요. 콘돔 안에 손가락을 넣어서 질 안쪽으로 깊게 밀어 넣어요. 성관계를 하는 동안 음경이 콘돔 입구를 놓치지 않고 들어가게 해야 해요. 제거할 때는 바깥쪽 링을 비틀어 살짝 당겨 줘요.

복합 호르몬 경구피임약

기능 월경주기를 결정하는 호르몬인 에스트로겐과 프로게스테론을 아주 소량씩 동시에 투여할 경우, 뇌가 착각을 일으켜 난소를 자극하는 걸 멈추고 배란을 막아요. 또한 자궁내막이 얇아져 임신을 어렵게 만들어요.

효과 100쌍의 이성 커플이 1년간 경구피임약만 사용해서 피임한다면, 이 중 여성 1명은 임신할 가능성이 있어요. 단, 규칙적으로 시간을 지켜 복용하고 술이나 다른 약물의 영향이 전혀 없는 경우를 전제로 해요. 그렇지 않다면 최대 9명이 임신할 가능성이 있어요.

장점 월경통과 월경량, 월경 기간뿐만 아니라 여드름도 줄어들어요. 자궁암, 난소암, 대장암의 위험성이 낮아져요. 과다월경이나 자궁내막증, 자궁근종 치료에 쓰이기도 해요.

단점 대부분 안전하지만, 아주 드물게 심부정맥혈전증이나 심장마비, 뇌졸중의 위험성이 높아져요. 이 질환들은 10만 명의 여성 중 5~10명 정도에게서 발생하는데, 경구피임약을 복용하는 여성들에게는 그 위험성이 세 배 정도 높게 나타나요(10만 명당 15~30명이니, 9만 9970명은 이상이 없다는 거죠). 만 35세 이상이거나 하루 반 갑 이상 흡연하는 경우, 고지혈증이나 고혈압, 당뇨 같은 성인병이 있는 경우, 편두통이 있는 경우에는 위험성이 높아지기 때문에 다른 피임법을 사용하는 편이 좋아요. 이 밖에도 사람에 따라 두통, 메스꺼움, 유방통, 부정 출혈 등이 나타날 수 있으니 의사와 상의하고 복용해야 안전해요. 또한 매일 꼬박꼬박 먹어야 해서 규칙적인 생활을 하는 사람에게 유리해요.

복용법 매일 같은 시간에 한 알씩 먹어요. 21알을 먹고 일주일 쉬는 동안 월경을 하게 해서 28일 주기를 만들 수도 있고, 휴약기 없이 계속 복용하는 방법도 있어요.

피임 주사

기능 프로게스테론 성분이 뇌를 억제해서 배란을 막아요. '사야나'라는 상품이 알려져 있어요.

효과 100쌍의 이성 커플이 1년간 피임 주사만 사용해서 피임한다면, 이 중 여성 1~6명은 임신할 가능성이 있어요.

장점 월경량이 줄어들거나 월경을 안 하기도 해요. 1년에 4번만 병원에 가면 돼서 번거로움이 덜해요.

단점 첫 3개월간은 불규칙한 출혈, 체중 증가, 유방통 같은 증상이 나타날 수 있어요. 성매개감염 예방 효과가 없어요. 또 이 피임법을 중단해도 정상 월경주기로 돌아오는 데 시간이 좀 오래 걸리기도 해요. 청소년이 2년 이상 이 방법을 사용하면 골밀도가 낮아질 수 있어서 장기간 사용은 추천하지 않아요.

시술법 3개월(12~14주)에 한 번 병원에서 주사를 맞아요. 피하주사(배나 넓적다리의 피하지방에 맞는 주사)라 많이 아프지 않아요.

임플라논

기능 피부 아래에 삽입하는 기구로, 적은 양의 호르몬을 3년간 매일 분비해 배란을 막아요.

효과 임플라논 시술을 받은 1000명 중 1명 미만이 피임에 실패해요.

장점 한 번의 시술로 3년간 간편하게 피임할 수 있어요. 월경량이나 월경통이 줄어들어요.

단점 첫 3개월간은 불규칙한 출혈, 체중 증가, 유방통이 나타날 수 있어요. 삽입하고 제거하는 시술이 번거롭고, 흉터가 0.5센티미터 정도 남아요. 성매개감염 예방 효과가 없어요.

시술법 월경을 시작하고 5일 이내에 시술해요. 4센티미터 길이의 가늘고 말랑말랑한 플라스틱 막대기를 팔 안쪽 피부 바로 밑에 삽입해요.

자궁 내 장치

기능 자궁 안에 삽입하는 기구로, 호르몬을 분비해서 자궁내막을 얇게 만들어 착상을 막아요. '미레나'나 '제이디스'라는 상품이 알려져 있어요.

효과 자궁 내 장치를 시술받은 1000명 중 1명 미만이 피임에 실패해요.

장점 월경량과 월경통이 줄어요. 이런 장점 때문에 샘근육증이나 자궁내막증 치료에 쓰이기도 해요. 한 번 삽입하면 최대 5년간 피임 효과가 있어요.

단점 삽입하고 제거하는 시술이 번거롭고 약간 통증이 있어요. 100명 중 6명 정도는 삽입하고 1년 이내에 자연적으로 빠져나오기도 해요. 성매개감염 예방 효과가 없어요.

시술법 호르몬이 들어 있는 화살 모양의 말랑말랑한 플라스틱을 자궁 안에 삽입해요.

응급(사후) 피임약

기능 보호 장비 없이 성관계를 했을 때 복용해서 임신 확률을 낮추는 방법이에요. 피임약을 며칠 빼먹었거나 콘돔을 썼는데 찢어졌거나 성폭력을 당했을 때 사용해요. 배란과 착상을 방해하는 약물을 한 번 복용하는 방법으로, 임신을 되돌리는 것은 절대 아니에요. 이 약은 반드시 병원에서 처방받아야 하는데, 두 종류의 약이 있어요. 엘라원(UPA 성분)은 성관계를 한 뒤 5일 이내에 복용하면 돼요. 하지만 약을 복용한 100명 중 1.8명은 임신해요. 노레보, 포스티나, 72H(LNG 성분)는 성관계를 한 뒤 3일 이내에 복용하면 돼요. 100명 중 2.6명은 임신해요.

효과 임신을 100퍼센트 막지는 못하니, 월경 예정일이 많이 늦어지면 임신 테스트를 꼭 해야 해요.

단점 월경주기가 바뀌기도 하고 부정 출혈이나 배란 장애가 나타날 수 있으니, 의사와 상의해서 처방받아야 해요.

복용법 성관계 후 72시간 이내에 한 번 복용해요.

이 밖에 붙이는 패치, 질 안에 삽입하는 링, 질 격막, 스펀지 등 다양한 방법이 있지만, 한국에서는 구하기 어려워요. 더 자세한 정보를 알고 싶다면 다음 사이트를 참고해 보세요.

Bedsider Birth Control Support Network	bedsider.org

추천하지 않는 피임법

앞에서 살펴본 차단법 말고도 다양한 피임법이 있어요. 하지만 그중 몇 가지는 실패율이 높으니 주의해야 해요.

살정제

질에 삽입하는 약으로, 논옥시놀-9라는 성분이 들어 있어 정자의 활동성을 떨어뜨려요. 삽입 후 한 시간 정도 효과가 있으니 성관계 전에 사용해야 해요. '정자를 죽이는 약'이라는 뜻과 달리 정자를 완전히 다 죽이지 못하는 데다 논옥시놀 성분은 질염을 일으키기도 해서 별로 추천하지 않아요. 실패율도 100명 중 28명이나 돼요.

월경주기법

월경주기 중 가임기를 피해 성관계를 하는 방법이에요. 정자는 여성의 몸 안에서 최장 7일까지 살 수 있고, 몸 상태에 따라 배란일이 달라질 수도 있어서 100명 중 24명은 피임에 실패해요. 특히 월경주기가 불규칙할 가능성이 큰 청소년에게는 권장하지 않아요.

질외 사정법

사정 직전에 남성이 성기를 빼는 방법이에요. 사정을 완벽하게 조절하려면 많은 훈련이 필요한데, 과연 얼마나 많은 남성이 할 수 있을까요? 질외 사정법으로만 1년간 피임한 100쌍의 이성 커플 중 여성 22명이 임신했다는 조사 결과를 보면, 이 방법은 생각보다 어렵다는 걸 알 수 있어요. 특히 사정액 전에 나오는 분비물인 쿠퍼액에도 정자가 섞여 있을 수 있어서 임신 확률을 높인답니다.

영구 피임법

난관 일부나 정관 일부를 자르고 묶어서 정자와 난자가 이동할 수 없게 만드는 방법이에요. 하지만 수술이 필요하고, 한 번 하면 되돌리기가 어려워서 청소년에게는 권장하지 않아요.

콘돔이 찢어지거나 불량품이 있을 수도 있다고 들었어요.

>>>> 유통기한은 물론 콘돔이 혹시 고열이나 한랭한 상태에 노출된 적이 있는지를 반드시 확인해야 해요. 변질된 콘돔은 찢어지기 쉬워요. 만일 콘돔이 반복적으로 찢어진다면 작은 사이즈 때문일 수도 있어요. 그럴 때는 사이즈를 맞춰 사든지, 초박형이 아닌 좀 더 두꺼운 제품을 쓰면 돼요.

콘돔 손상을 막는 중요한 팁은 윤활제예요. 콘돔 안쪽과 바깥쪽에 소량의 윤활제를 바르면 마찰을 줄여 통증도 막고, 콘돔이 찢어지는 것도 방지할 수 있어요. 만약 성관계 후에 콘돔이 찢어진 것을 발견했다면 응급 피임약을 복용해야 해요.

청소년도 약국에서 피임약을 살 수 있나요?

>>>> 십 대 청소년이 피임약을 먹는다고 해서 특별히 건강에 해롭지는 않아요. 다만 초경 뒤 2년 정도는 뇌와 자궁이 상호작용하면서 성숙해지는 시기이니, 월경 조절을 위해 일부러 피임약을 먹는 것은 추천하지 않아요. 이 시기에는 의사와 상의하세요.

피임약은 일반 의약품이라 타이레놀이나 파스처럼 약국에서 살 수 있어요. 하지만 복용법을 잘 알고 먹어야 해요. 구매하는 데 나이 제한은 없으니 약사가 신분증을 요구하면 거절하세요. 궁금한 점을 약사에게 충분히 물어보고 복약 지도를 받은 뒤 복용하세요. 조금 쑥스럽더라도 당당하게 이 과정을 거치고 나면 뿌듯할 거예요. 서울에 산다면 청소년에게 친화적인 약국을 찾아갈 수 있어요.

서울시립십대여성건강센터 나는봄 (가까운 소녀돌봄약국 찾기)	http://www.imbom.or.kr/archives/4665

이번 달에 월경을 미루고 싶어서 피임약을 먹으려는데 괜찮을까요?

시험이나 휴가를 앞두고 월경을 미룰 수 있으면 편리하겠죠. 예정일 전 최소 5일, 여유 있게는 7일 전부터 하루 한 알씩 경구피임약을 복용하면 약을 먹는 동안에는 월경이 없을 거예요. 일정이 끝나고 월경을 해야 할 시기가 되었을 때 약 복용을 중단하면 하루 이틀 뒤부터 월경이 시작될 거예요.

만약 동성 간에 성관계를 한다면 피임이 필요 없겠네요?

임신은 정자와 난자가 만나야 이루어지죠. 하지만 우리가 성관계에서 보호 장비를 쓰는 중요한 이유 중 하나는 성매개감염을 예방하기 위해서이기도 해요. 위생이나 안전을 생각한다면, 이성 간에든 동성 간에든 다른 사람의 몸 안에 내 몸의 일부를 넣을 때는 항상 보호 장비를 쓰는 습관을 들여야 해요. 랩이나 덴탈 댐, 손가락 콘돔 등을 쓰는 것이 좋아요.

임신 중지

모든 수정란이 출산으로 이어지지는 않아요. 수정란이 생겼지만 자라나지 않거나 착상되었다가 떨어져 나가거나, 잘 자라다가 갑자기 원인을 모르게 잘못되는 경우도 있어요. 이를 '유산'이라고 해요. 또 원치 않은 임신을 한 경우 임신을 지속하지 않겠다고 결심할 수도 있어요. 이를 '임신 중지' 또는 '인공유산'이라고 해요. 원치 않은 임신 등으로 인한 임신 중지는 되도록 겪지 않으면 좋겠지만, 전 세계적으로 4명의 여성 중 1명은 임신 중지를 경험했을 만큼 많은 여성에게 일어나요. 100퍼센트 성공하는 피임법은 없으며, 원하던 임신을 중간에 원치 않게 되는 상황도 얼마든지 생길 수 있으니까요. 따라서 원치 않은 임신을 했을 때 어떻게 대처할지, 임신 중지에 관해 정확한 정보를 알아 두고 대비해야 해요.

계획에 없던 임신을 하면 어떻게 해야 할까?

세상에는 내 맘대로 되지 않는 일이 참 많죠. 뜻하지도 않은 일이 일어나기도 해요. 임신도 그중 하나일 수 있어요. 월경을 하는 만 14~49세의 여성이라면 누구나 이런 상황과 마주칠 수 있어요.

계획에 없던 임신을 하면 어떻게 해야 할까요? 미리 상황을 가정하고 상상해 보자고요. 상황에 맞닥뜨린 뒤에 알아보려면 당황스럽고 정신이 없어서 제대로 된 정보를 찾거나 충분히 고민하기 어려워요. 그러는 사이에 중요한 타이밍을 놓칠 수 있고요.

임신 사실을 알게 됐다고 가정하고, 다음 질문에 차근차근 답해 보아요. 결정을 내리는 데 도움이 될 거예요.

지금이 어떤 타이밍인가?

우선 지금이 임신 몇 주째인지를 아는 것이 중요해요. 임신을 유지하든 중지하든, 내 몸의 건강을 위해 가능한 한 일찍 검사받아야 하거든요. 보통 임신 24주 이내에 약물이나 수술 등의 방법으로 임신 중지를 할 수 있어요. 12주 이내라면 어떤 방법을 선택하든 하루 정도에 끝나지만, 그 이후라면 시간이 오래 걸리고 유산에 따른 위험성도 점점 높아져요. 그러니 임신 중지 여부를 되도록 빨리 결정하는 편이 안전하답니다.

지금 나는 어떤 감정이 드는가?

임신 사실을 알았다면 무엇보다 자신의 생각과 감정이 어떤지부터 들여다봐야 해요. 흥분? 걱정? 즐거움? 슬픔? 혼란스러움? 놀람? 평상시 임신과 출산, 가족 만드는 일을 어떤 관점에서 바라보았는지에 따라 다양한 감정이 들 수 있어요.

평소 확고한 신념으로 어떤 상황이든 임신 중지를 하지 않겠다고 결심한 사람도 있을 거예요. 그렇지만 실제로 자기가 임신한다면 어떻게 해야 할지까지는 생각해 보지 않았을 가능성이 커요. 우리 삶에는 생각지도 못했던 일들이 일어나기도 하고, 예상치 못한 길을 가기도 해요. 나는 절대 아이를 낳지 않겠다고 외치던 사람이 출산을 결정하기도 하고, 나는 절대 임신 중지를 하지 않겠다고 다짐했던 사람이 임신 중지를 선택하기도 하죠.

내 삶은 구체적으로 어떻게 변할까?

내가 '출산하면 / 내 아이를 입양 보내면 / 임신 중지를 하면' 내 삶은 어떻게 달라질까요? 각각의 상황에서 내 삶이 어떻게 달라질지, 지금의 삶을 어떻게 유지할 수 있을지를 고민해 봐요. 지금의 당신에게 가장 소중한 세 가지를 한번 떠올려 봐요. 사귀고 있는 사람, 일이나 학업에서 쌓은 성취, 종교, 부모님 등등. 각각의 선택에 따라 내게 가장 소중한 목표나 관계가 점차 어떻게 변할지 구체적으로 상상해 보는 거예요.

지금 내 경제 상황은 어떤가?

경제 상황은 어떤 결정에서든 중요해요. 경제적으로 부모가 될 만한 준비가 되어 있지 않을 수도 있고, 너무 늦은 시기의 임신 중지 비용을 감당할 수 없어서 원치 않는 출산을 하는 경우도 있죠. 적어도 비용 때문에 원하지 않는 선택을 하는 일은 피해야 해요.

임신하면 일단 국가에서 '국민행복카드'로 60만 원 상당의 의료비를 지원해 줘요. 되도록 빨리 병원을 찾아 임신 여부를 확인하고 지원받으세요. 그 밖에 출산, 입양, 양육, 임신 중지와 관련해 청소년 산모가 지원받을 수 있는 내용은 아래 사이트를 참조하면 도움이 돼요.

사회서비스 전자바우처	https://www.socialservice.or.kr:444/user/htmlEditor/view2.do?p_sn=24

내 선택을 지지하는 사람들이 있는가?

내가 '출산하면 / 내 아이를 입양 보내면 / 임신 중지를 하면' 나를 지지하는 사람들이 주변에 있을까요? 혼자 고민하기보다 부모님이나 상담교사, 믿을 만한 친구와 이야기를 나눠 보아요. 주변 사람들에게 털어놓기 어렵다면, 다음과 같이 청소년들을 도와주고 전문적으로 상담하는 청소년 지원 단체에 도움을 요청할 수도 있어요.

아하!서울시립청소년성문화센터	https://www.ahacenter.kr	02-2677-9220
탁틴내일(성상담)	http://www.tacteen.net	02-338-7480
청소년사이버상담센터	https://www.cyber1388.kr:447	1388 카톡플러스친구에서 #1388 친구 맺기

임신 중지를 결정했다면

임신 중지를 결정했을 경우, 임신 10~12주 이내라면 약을 먹거나 수술하는 방법이 있어요. 두 가지 방법 모두 산부인과에서 하루 정도면 가능하고, 부작용과 후유증도 적어요. 부작용이나 합병증이 생길 위험은 임신 기간이 2주 지날 때마다 두 배씩 높아져요. 늦은 주수일수록 수술을 시행할 수 있는 의료 기관이 줄어들고 입원 기간도 더 오래 걸릴 수 있고 몸에 더 큰 부담을 줄 수 있어요. 그러니 임신이 의심된다면 가능한 한 얼른 산부인과를 찾아야 해요.

약물을 통한 임신 중지

임신을 유지하지 못하게 하는 약물을 하루에 걸쳐 복용해요. 이때 자연유산과 마찬가지로 출혈과 통증이 1~2일 정도 이어져요. 마취나 수술, 항생제가 필요 없어서 집에서도 할 수 있어요. 100명 중 1~5명은 추가 수술이 필요할 수 있어요.

수술을 통한 임신 중지

흡입 기능이 있는 아주 작은 관을 넣어서 태낭을 빨아들여요. 수술에 걸리는 시간은 10~15분 정도로 당일에 퇴원하고, 마취 수술이라 수술 중의 기억은 남지 않아요. 마취제의 부작용, 수술 기구에 의한 자궁 손상이나 후유증이 생길 수 있어요. 100명 중 1명은 추가 수술이 필요할 수 있어요.

내 몸에 관한 선택을 내가 할 권리

국가의 간섭 없이 자기 몸에 관한 결정을 스스로 내릴 수 있는 자기 결정권은 국제법에서 보장하는 인권이에요. 그런데 예전에는 여성의 자기 결정권이 보장되지 않았어요. 우리나라는 1953년에 만들어진 형법에서 임신 중지를 죄로 규정했거든요. 임신을 지속할지 중단할지 선택하는 것은 여성의 건강과 삶에 직결되는 중요한 결정인데, 법이나 판사, 파트너가 대신해 온 거예요. 사회적으로 임신 중지를 잘못된 일로 간주한 탓에 임신 중지를 원하는 여성들은 제대로 된 정보를 얻지 못하는 데다 안전하고 인격적인 진료도 받기 어려웠어요. 하지만 2019년 4월 11일에 임신 중지를 죄로 규정한 '낙태죄'가 인권과 헌법을 위반한다는 판결이 났고, 2020년 1월 1일부터 임신 중지는 처벌받지 않게 됐어요. 66년 만에 여성이 몸에 관한 자기 결정권을 되찾은 거죠.

언니들의 비밀 상담소

임신 중지를 하고 나면 불임이 돼서 아기를 갖지 못한다고 들었어요. 정말인가요?

임신 중지가 불법이던 과거에는 임신한 여성들이 독극물을 구해 마시거나 뾰족한 기구를 이용하는 등 위험한 방법을 쓸 수밖에 없었어요. 병원에서도 자궁내막을 긁어내는 소파수술이라는 방법을 주로 썼는데, 이 수술에 쓰인 기구로 인한 합병증이 흔했죠. 하지만 1990년대 이후 유산 유도 약물과 흡입술이 개발되어 오늘날 의료 기관에서 이루어지는 임신 중지는 매우 안전하고 위생적이에요.

물론 약 복용이나 수술은 언제든 부작용이 생길 수 있어요. 임신 중지가 제대로 되지 않아 재수술을 받거나 출혈이 너무 많거나 여러 차례 반복적으로 임신 중지를 한다면, 드물지만 자궁내막에 문제가 생기는 부작용이 따를 수 있어요. 그러니 항상 의료진과 신중하게 상의하고, 모든 성관계에서 피임하는 것을 잊지 말자고요!

몸 × 세상

시대의 흐름에 따라 우리 몸은 다른 영향을 받습니다.
그래서 우리의 몸과 권리를 더 잘 이해하려면
사회의 정치, 경제, 문화를 들여다볼 필요가 있습니다.
지금 우리 사회는 여성의 몸을 어떻게 대하고 있을까요?

성적 대상화

구글에서 '남고생'을 검색해 본 적이 있나요? 예상했듯이 교복을 입은 남학생들 사진이 나와요. 남자 연예인이나 일반인들의 졸업 사진도 보이고요. 이번엔 '여고생'을 검색해 봐요. 어떤 일이 벌어질까요? 놀라지 마세요, 성인 인증을 하라는 문구가 나오거든요. 물론 교복을 입은 평범한 학생들 사진도 있지만, 과한 노출을 한 사진이나 그림이 훨씬 많이 눈에 띄어요. 오죽하면 연관 검색어로 '19'나 '발육' 등이 뜰까요?

이번에는 온라인 게임의 여성 캐릭터를 떠올려 보죠. 이들 중 절반은 비키니 아니면 옆이나 앞이 트인 치마를 입고 있어요. 놀랍게도 이들의 복장은 전투복이에요. 게다가 여성 캐릭터들의 프로필 그림은 가슴골이나 뒤태를 강조해요. 우리가 아는 익숙한 여성의 모습은 어디로 사라졌을까요?

성적 대상화

가슴을 내밀고 허리를 뒤튼 온라인 속 여고생과 한 줌도 안 되는 허리에 얼굴만 한 가슴을 드러낸 게임 속 여성 캐릭터의 이미지는 대체 어떻게 고착됐을까요? 모두 진짜 여성의 모습을 상상하지 못해 벌어진 일이에요. 실제로 등교하거나 공부하거나 뛰어노는 여고생, 튼튼한 갑옷을 입었거나 근육이 발달했거나 커다란 무기를 든 여전사의 모습을 상상하지 못하는 거죠. 게다가 여성을 '남성과 다른 몸을 가진 존재'로밖에 설명하지 못하다 보니, 비현실적인 비율로 가슴이 크다거나 허리가 가늘다거나 엉덩이가 두드러지는 식의 외양 묘사만 하는 거예요. 여성을 역할과 성격과 특징이 있는 존재가 아니라 그저 곡선의 몸을 가진 존재로 만들죠.

누구를 있는 그대로, 감정과 인격이 있고 능동적으로 사고하는 존재로 설명하는 것이 아니라 마치 사물처럼 표현하는 것을 대상화라고 해요. 특히 신체의 특징을 강조하면서 성적 주체가 아닌 객체로 취급하는 것을 성적 대상화라고 해요. 여성을 이야기할 때 신체의 특정 부분만 떠올리거나 그 부분을 한껏 강조한 포즈를 상상하는 것도 성적 대상화 때문이에요. 그런데 우리는 이런 이미지에 너무 익숙해져 있어요.

다른 몸으로 교체되어도 이상하지 않은 몸

흔히 볼 수 있는 술 광고를 떠올려 볼까요? 맥주 광고를 하는 남자 모

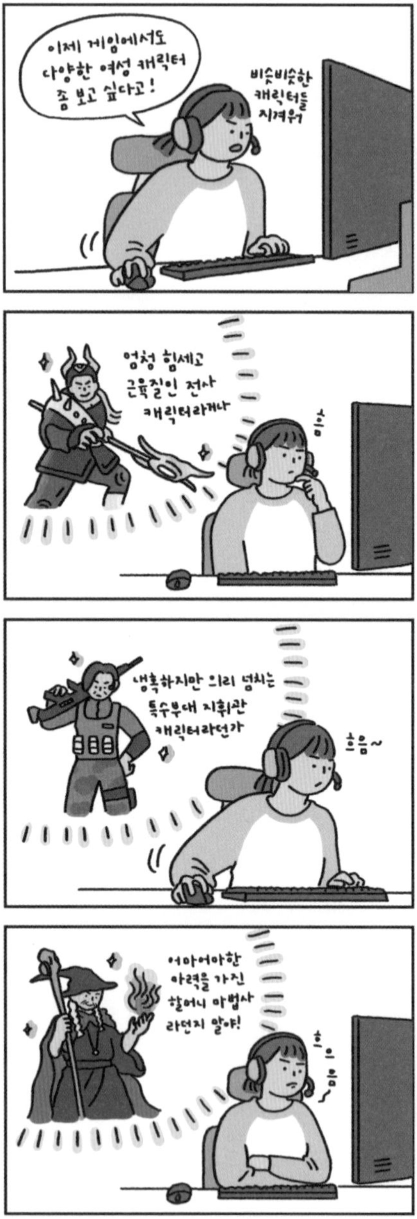

이제 게임에서도 다양한 여성 캐릭터 좀 보고 싶다고!
비슷비슷한 캐릭터들 지겨워
엄청 힘세고 근육질인 전사 캐릭터라거나
흠
냉혹하지만 의리 넘치는 특수부대 지휘관 캐릭터라던가
흐음~
어마어마한 마력을 가진 할머니 마법사 라던지 말야!
흐으음~

델들은 친구들과 유쾌한 시간을 보내는 모습 또는 시원한 맥주를 마시며 짜릿한 쾌감을 느끼는 모습을 연기하는 데 반해, 소주 광고를 하는 여자 모델들은 잘록한 허리를 뒤틀거나 한껏 달라붙는 옷을 입고 뒤태를 보이곤 하죠. 이런 광고를 만드는 제작자들은 정작 술을 얼마나 맛있게 마실 수 있는지, 이 술이 술자리를 얼마나 즐겁게 만드는지는 보여 줄 생각이 없는 듯해요. 수많은 광고 포스터에서 여성은 늘씬한 몸매로만 존재해요. 이 몸은 같은 배경, 같은 장소에서 다른 몸으로 교체되어도 이상하지 않아요.

여성의 몸을 바라보는 문화

여성을 대상화하는 사회 문화는 여성을 천편일률적으로 묘사하는 문제를 낳아요. 수많은 게임이나 만화책, 웹툰에서 본 여성 캐릭터의 모습이 크게 다르지 않은 이유도 이와 같아요. 비슷한 옷을 입고 비슷한 포즈를 취하고 비슷한 대사를 던지죠. 가슴과 엉덩이는 비정상적으로 크고, 상황과 계절에 맞지 않는 노출이 허다해요. 그리고 그 모습은 성애화한 모습과 연결되어 있어요. 캐릭터의 서사를 잘 설명하는 구도가 아니라 가슴이나 사타구니 또는 엉덩이에 시선이 집중되는 구도로 표현되어 있죠. 게이머나 독자는 가슴골과 치마 속을 훔쳐보는 시선에 익숙해질 수밖에 없어요.

여성과 여성의 몸을 이런 식으로 바라보는 문화 속에서 살다 보면 어느새 여성도 이 같은 시선에 익숙해져요. 다른 사람이 내 몸을 바라보는 것처럼 자기 몸을 평가하거나 남에게 보이는 매력의 가치를 우선시하게 되죠. 이른바 '얼평(얼굴 평가)'이나 '몸평(몸매 평가)'이 놀이처럼 받아들여지는 사회에서는 정상 체중의 여성들마저 살을 더 빼야 한다고 느끼고, 내 몸에서 무엇이 부족한지를 계속 고민하게 돼요.

작은 물결이 모이면 파도가 돼요

이 악순환의 고리를 어떻게 완전히 끊어 낼 수 있을까요? 물론 쉽지는 않아 보여요. 그래도 하나씩 시도해 보면 어떨까요. 실제로 사람들의 목소리가 모여서 조금씩 변화를 이끌어 내기도 했어요. 어린 여자아이의 입술을 반복해서 클로즈업했던 아이스크림 광고가 중단됐고, 자동차 경주 대회에서 깃발을 흔들던 그리드 걸 제도가 없어졌죠.

저마다의 자리에서 작은 물결을 일으켜 보면 어떨까요? 여성을 비하하거나 대상화하는 콘텐츠를 내보내는 플랫폼이 있다면, 단호하고 강한 비난의 메시지를 보내고 열심히 반대 또는 신고 버튼을 눌러 보세요. 작은 실천이 쌓이고 이어지다 보면 전시되는 여성보다 말하는 여성이 늘어나고, 여성이 평가받는 몸, 조각난 몸이 아니라 인격과 능력을 지닌 개인으로 등장하는 문화가 퍼질 거예요.

언니들의 비밀 상담소

제가 좋아하는 연예인이 뮤직비디오에서 간호사복을 입고 나왔는데, 성적 대상화라며 논란이 됐어요. 그냥 간호사복을 입었을 뿐인데 그게 왜 성적 대상화인가요?

먼저, 병원에서 보는 간호사복과 뮤직비디오에 등장한 간호사복을 비교해 봐요. 실제 간호사는 오래 걸을 수 있게 단화를 신고 흰 가운에 활동하기 편한 작업복을 입는 데 반해, 어떤 이미지에 등장하는 간호사는 간호 캡을 쓰고 딱 달라붙거나 가슴이 파인 블라우스와 짧은 치마에 하이힐을 신어요. 병동을 뛰어다니며 환자를 돌보려면 절대로 입을 수 없는 옷이죠. 그럼 뮤직비디오 속의 그 모습은 간호사를 묘사한 것일까요, 아니면 간호사를 따라 하는 어떤 이미지를 묘사한 것일까요? 가짜 간호사복(코스튬)은 이벤트용품 판매처에서 쉽게 구할 수 있어요. '섹시 간호사복' '노출 간호사복' 같은 이름으로 팔리고 있죠.

현실의 간호사들은 사람을 살리는 일을 한다는 숭고한 목표 의식을 지니고 열심히 노력해서 전문 자격증을 땄을 거예요. 그런데 어떤 이들은 이 직업군에 자꾸 성적 이미지를 욱여넣습니다. 대중문화가 이 두 가지 이미지를 혼용해서 사용할 때, 간호사들의 안전은 과연 보장받을 수 있을까요? 간호사들이 종종 병원 관계자나 환자에게 성폭력을 당하고 전문 의료인으로서 존중받지 못하는 현실은, 간호사라는 직종을 섹시 코드로 연결 짓는 문화와 무관하지 않아요.

비하하거나 성적으로 대상화할 의도가 없다면 실제 모습을 묘사해야겠죠. 다른 사람의 인격과 감정을 해치지 않는 예술과 창작을 하려면 부지런히 공부해야 해요.

여성 혐오

2016년 5월, 서울 강남역 부근 상가 화장실에서 어떤 남성이 처음 보는 여성을 칼로 찔러 살해하는 끔찍한 사건이 일어났습니다. 여성들은 강남역 주변에 포스트잇을 붙이며 피해자를 애도하는 마음과 여성으로서 공감하는 메시지를 남겼고, 근거 없이 여성을 공격하는 혐오에 저항하는 연대를 더욱 단단하게 다졌어요.

오늘날 여성 혐오가 중요한 사회문제 중 하나가 되었다는 사실에는 많은 사람이 공감하고 있어요. 그러나 아주 유별난 일부 사회 부적응자가 저지르는 짓일 뿐이라고 생각하는 사람과 자기도 언제든 피해자가 될 수 있을 만큼 광범위하게 퍼진 사회문제라고 생각하는 사람 사이에는 인식과 경험에서 아주 큰 차이가 있죠.

'싫다'와 '혐오하다'는 달라요

웹툰은 누구나 쉽고 편안하게 즐길 수 있는 매체예요. 늘 시대상을 빠르게 반영해 온 웹툰 시장에서는 지금 여성 서사가 새롭게 떠오르고 있어요. 그렇지만 한편으로는 여성 혐오 논란이 끊이지 않는 매체이기도 하죠. 2020년 8월에는 여성 혐오적인 특정 웹툰 연재를 중단해 달라는 국민 청원까지 등장했어요. 도대체 어떤 내용이었기에 그리고 여성 혐오가 뭐기에 사람들이 정부에까지 심각성을 호소했을까요?

사람들은 이 웹툰이 여성 캐릭터를 표현하는 방식에 문제를 제기했어요. 땀 흘리며 힘들게 돈을 버는 남성 캐릭터들과 달리, 여성 캐릭터들은 방학이면 술집에 취직해서 큰돈을 쉽게 벌거나 업무 능력은 없으면서 귀여운 표정과 외모로 경쟁하거나 직장 상사와 잠자리를 같이한 뒤 정직원으로 뽑히는 내용이 여성 혐오라는 이유로 도마 위에 올랐죠.

"혐오한다."는 말은 '싫어하고 미워한다.'는 뜻이에요. 그런데 혐오는 보통의 '싫어함'과는 전혀 다른 말이에요. 혐오는 어떤 편견을 근거로 판단하거나 그런 편견을 당연하게 받아들이게 하는 문화예요. 앞서 말한 웹툰이 그린 대로 여성은 마음만 먹으면 쉽게 돈을 벌 수 있고, 능력이 없어도 윗사람에게 잘 보이는 방법으로 쉽게 취직할 수 있나요? 아니죠, 그건 일부 사람들의 편견일 뿐이에요. 그런데도 그런 이야기를 문제의식 없이 퍼뜨리는 것은 사람들로 하여금 그렇게 착각하게 만드는 위험한 일이에요.

약자를 대상으로 삼는 농담

어떤 웹툰은 방화나 강도 또는 살인을 소재로 쓰기도 해요. 하지만 독자들이 이를 보면서 '누구나 한 번쯤 살인할 수도 있지.'라고 생각하거나 범죄를 저지른 캐릭터를 응원하지는 않아요. 모두가 그 행동이 범죄라는 것을 알고, 현실에서 일어나면 안 되는 일이라는 데 암묵적으로 동의해요. 다만 현실적으로 일어나기 어려운 일이 펼쳐지는 장면에 카타르시스를 느끼거나 권선징악의 결말에 후련함을 느끼죠. 그렇지만 약자에 대한 멸시나 편견을 담은 만화를 보며 통쾌함을 느낀다면 문제가 있어요. 그건 표현의 자유가 아니라 타인을 향한 폭력일 뿐이에요. 단순히 어떤 내용을 담았는지가 아니라 어떻게 묘사했으며 읽는 사람이 누구에게 감정을 이입하도록 만들었는지가 중요해요.

특히 약자를 대상으로 삼는 농담은 의도가 어떻든 편견을 널리 퍼뜨리는 폭력의 한 형태가 되기 쉬워요. 문제가 됐던 웹툰을 옹호하는 이들은 이 웹툰이야말로 현실을 있는 그대로 담아낸 청춘물이라고 말했어요. 어때요, 여성에 대한 편견이 점점 사실로 자리 잡아 가는 일이 눈앞에서 벌어지고 있지요.

편견에 갇힌 혐오

혐오의 밑바탕인 '편견'은 어느 집단에 관해 떠올리는 특정한 이미지에 치우친 나머지 개인의 차이나 특성, 사실 여부를 판단하지 않는 생각이에요. 마치 한국인은 수학을 잘하는 모범생에다 돈에 집착하고 쉼 없이 일하는 사람들이라는 생각처럼요. 누가 "너도 한국인이니까 당연히 그럴 거야."라고 말한다면 어떤 생각이 들까요? 아마도 상대방이 나를 잘 이해하고 있다고 느끼지는 않겠죠.

편견은 꼭 나쁜 이야기에만 숨어 있지 않아요. 예를 들어 여성은 모두 모성애를 지녔고 참을성이 많아 남을 보살피는 능력이 탁월하다는 칭찬에도 여성에 대한 일종의 편견이 담겨 있죠. 좋은 말이냐 나쁜 말이냐의 문제라기보다는 고정관념에 갇혀 "~니까 당연히 이래야지."라고 강요하거나 그런 내용을 아무 고민 또는 검증 없이 퍼뜨리는 것이 혐오의 핵심이에요. 자신의 욕구를 깨달아 소비의 주체가 된 여성을 '된장녀'라고 지칭하는 것뿐만 아니라 희생적이고 헌신하는 여성을 '개념녀'라고 인정하는 것도 여성 혐오랍니다.

여성, 설치고 말하고 생각하라

가부장제 사회에서는 수동적이고 조용한 여성을 이상적으로 여겨 왔어요. 그러나 여성들은 이제 더는 가만있지 않아요. 이미 변한 세상을 깨닫지 못한 남성 코미디언이 방송에서 "설치고 떠들고 말하고 생각하는" 여자들이 싫다고 말한 덕분에 여성들은 새로운 표어 하나를 얻었죠. 다시는 그런 말을 입 밖에 내지 못하도록, 약자에 대한 편견을 웃음거리로 만드는 창작자들이 반성하도록, 여성을 비하하는 단어가 유행어가 되지 못하도록 다 같이 설치고 말하고 생각하고 행동합시다.

미디어 리터러시

<박원숙의 같이 삽시다>는 연예인 몇 명이 서울을 벗어나 일정 기간 함께 지내는 예능 프로그램이에요. 연예인끼리 놀러 가는 포맷이라니, 흔해 빠진 설정 아니냐고요? 그렇죠. 그런데 이 프로그램이 재미있는 이유는 바로 출연진들의 조합에 있어요. 평균 나이 68세의 여성 배우들이 나와 '진짜 모습'을 생생하게 드러내 보이거든요. 극 중에서는 항상 누군가의 엄마로 등장하며 주인공들의 갈등을 부추기거나 마음을 안아 주는 역할을 하는 이들이 알고 보면 한 명 한 명 살아 있는 캐릭터라는 점이 새롭게 다가오죠. 어째서 이 당연한 사실이 새롭게 느껴지는 걸까요?

우리가 그동안 미디어에서 접해 온 여성의 모습이나 역할은 어떠했는지, 오늘날 그 모습과 역할이 어떻게 달라지고 있는지 함께 살펴봐요.

미디어에서 찾아보기 힘든 여성

최근 20년간 많은 TV 프로그램, 특히 예능 프로그램은 끼리끼리의 캐릭터 합을 바탕으로 웃음을 만들어 왔어요. 가장 영향력 있는 메인 MC를 주축으로 이른바 ○○라인, △△라인이라 불리며 사석에서 형님 동생하는 관계가 카메라 안에서도 그대로 구현됐죠. 프로그램마다 조금씩 다른 조합은 있었지만 비슷비슷한 기본 멤버가 이 방송 저 방송을 누비게 된 거예요.

이렇게 남성 동료들이 미디어를 점령하는 동안 여성 연예인들의 모습은 찾아보기 힘들었을뿐더러, 출연하더라도 판에 박힌 역할이 주어질 때가 많았어요. 남성들이 팀을 나눠 자존심을 건 경쟁을 하거나 친한 사이에만 할 수 있는 짓궂은 장난을 칠 때, 여성들에게는 남성 출연자의 짝이 되거나 보조하는 역할만 주어지곤 했어요.

남성을 보조하는 여성?

무엇보다 여성 연예인들은 늘 싹싹한 태도와 밝게 웃는 모습을 요구받았어요. 무리하게 시키는 일에도 웃음을 잃지 않고 응해야 했죠. 나이 차가 족히 20년은 날 법한 중년의 남성 중에서 이상형을 고르거나 그들과의 스킨십을 감당해 가며 말이에요. 조금이라도 싫은 티를 내거나 잘 웃지 않고 무표정으로 있으면, 당장 다음 날부터 인성 논란, 태도 논란에

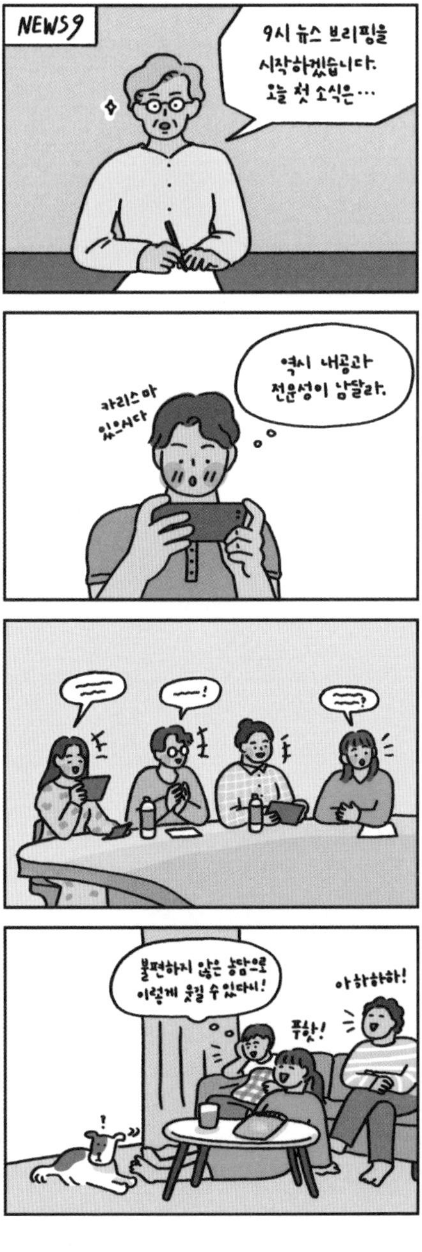
NEWS9
9시 뉴스 브리핑을 시작하겠습니다. 오늘 첫 소식은…
카리스마 있으시다
역시 내공과 전문성이 남달라.
불편하지 않은 농담으로 이렇게 웃길 수 있다니!
푸핫!
아하하하!

휩싸이기까지 했어요. 자기 캐릭터로 자기 이야기를 하기보다 주어진 역할을 수행하는 데 그치는 경우가 많았죠.

비단 예능 프로그램뿐일까요? 여성과 남성이 공동 MC를 맡은 뉴스나 그 밖의 다른 프로그램에서도 여성은 남성을 보조하기만 하는 모습을 쉽게 볼 수 있어요. 게다가 이때 여성의 나이는 남성보다 어린 경우가 아주 많고요. 미디어가 비춰 온 여성의 역할이 얼마나 고정적이고 한정적이었는지 알 수 있는 대목이죠.

여성이 증명한 여성의 능력

온갖 예능을 휩쓸고 있는 코미디언 장도연은 토크에 자신이 있었지만, 자기한테 말할 기회를 주는 매체가 없었다고 해요. 코미디언 송은이와 김숙도 설 곳이 없다고 하던 때가 있었죠. 이들을 비롯한 여성들이 몇 년 사이 유튜브나 팟캐스트 같은 플랫폼을 개척했고, 여성들의 목소리를 드러내는 방송 콘텐츠를 직접 만들기 시작했어요.

웃으라는 강요나 외모를 평가하는 칭찬 없이도 한껏 분위기를 띄우는 연반인 재재, 40대 여성이 얼마나 다양한 콘텐츠를 소화할 수 있는지 증명한 '비보 티비', 체구가 큰 여성도 얼마든지 운동을 잘하고 즐길 수 있다는 사실을 보여 준 '오늘부터 운동뚱' 등 여러 여성과 채널이 전에는 잘 드러나지 않았던 여성들의 모습을 두루 보여 주고 있어요.

깐깐한 시선이 필요한 때

다양한 여성의 모습을 만날 수 있는 프로그램이 생겨나고 여성 출연자에게 비중 있는 역할을 맡기는 미디어가 늘어나는 흐름은 반가운 일이에요. 여성 방송인들의 노력과 열정에 더해 시청자들의 감수성이 예전보다 훨씬 예민해진 덕분이죠. 시청자들은 까다로운 기준으로 미디어를 평가하고, 여성을 대하는 방식에서 무례함을 참지 않아요.

우리는 이러한 자세를 계속 이어 나가야 해요. 여성을 비하하고 희롱하며 주목받으려는 예능 프로그램이나 유튜브 채널, 여성의 몸을 전시하는 게임이나 웹툰을 소비하지 말고 비판의 댓글을 남겨 보는 건 어떨까요? 여성에 대한 폭력을 로맨스로 포장하는 드라마 장면을 당연시하지 않도록 시청자 게시판이나 웹상에 적극적으로 리뷰를 남겨도 좋아요. 유튜브나 SNS의 신고 기능을 적절히 활용하는 것도 좋은 방법이겠죠.

내가 지금 어떤 매체를 구독하는지, 누구를 응원하는지, 어디에 환호를 보내는지가 하나하나 쌓여 여성 서사의 새로운 역사를 만들어 낸다는 사실을 잊지 마세요.

우리에게는 더 많은 여성 서사가 필요합니다

자, 질문을 하나 할게요. 최근에 본 영화가 다음 세 가지 요건을 충족하나요? '이름이 있는 여성 캐릭터가 두 명 이상 나오는가?' '이들이 서로 대화하는가?' '대화에 남자와 관련되지 않은 내용이 있는가?'

이게 무슨 질문이냐고요? 바로 벡델 테스트(Bechdel test)를 통과하기 위한 세 가지 요건이에요. 벡델 테스트란 1985년에 미국의 만화가 앨리슨 벡델(Alison Bechdel)이 할리우드 영화계에서 일어나는 성차별을 지적하기 위해서 만든 테스트예요.

세 가지 기준이 언뜻 쉬워 보이지만, 놀랍게도 수많은 영화가 벡델 테스트를 통과하지 못했어요. 우리나라 영화도 마찬가지였지요.

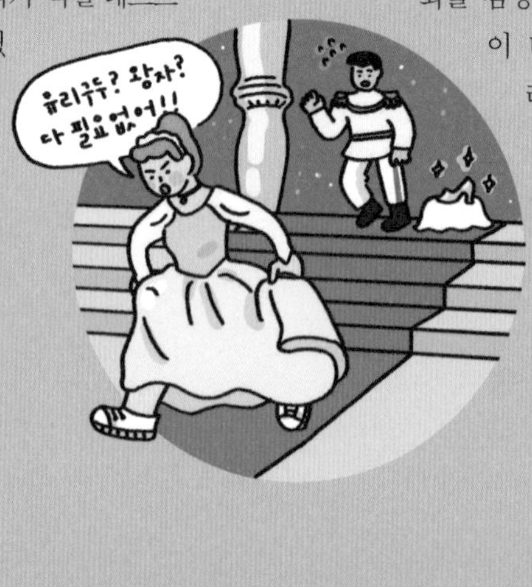

하지만 최근에는 조금씩 변화가 일어나고 있어요. 여성이 주인공이거나 여성 중심의 서사를 다룬 다양한 작품이 주목받고 있거든요. 관객들도 완벽한 남성에게 보호받거나 문제를 해결하는 주인공 남성 곁에서 보조하는 여성이 아니라, 주체적이고 입체적인 여성 캐릭터를 원하고 있어요.

앞으로 더 다양한 여성 서사를 만나고 싶다면, 미디어를 바라보는 우리의 시선을 느슨하게 내버려 두어선 안 되겠죠. 내가 생각하는 중요한 요건을 더한 나만의 벡델 테스트를 만들어 보는 건 어때요? 영화를 감상하고 이해하는 시간이 더 즐거워질지도 몰라요.

포르노그래피

사람은 누구나 성적 판타지를 품을 수 있어요. 좋아하는 연예인이 나와 사귀고 싶다고 고백하는 상상, 해변에서 모래처럼 부서지는 파도가 내 몸을 핥는 상상, 고대 전사가 되어 치열하게 싸우던 상대 적장과 사랑에 빠지는 상상 등 본래 상상의 세계는 무궁무진하고 무해해요.

포르노그래피는 인간의 성적 행위를 묘사한 소설, 영상, 사진 등을 두루 일컫는 말이에요. 판타지를 글이나 영상으로 실체화한 거라고 할 수 있죠. 팬픽, 야설, BL 만화, 『플레이보이』에 실린 사진, 에로틱한 영화가 모두 여기에 포함돼요. 자신의 판타지를 예술적으로 표현하고 이를 대중과 공감하는 것까지는 표현의 자유일지 몰라요. 그런데 우리가 비판적으로 판단해야 할 지점은 포르노그래피가 만들어지는 과정과 그 안에 들어 있는 의도예요.

포르노그래피에 등장하는 몸

포르노그래피 속 연기자들은 가슴이나 엉덩이, 음경이 아주 큰 경우가 많아요. 원래 신체가 그런 배우도 있지만, 포르노그래피 업계에서 살아남기 위해 성형수술을 받거나 심지어 호르몬 주사를 맞아 인위적으로 몸을 변형하는 배우도 많죠. 촬영 이후에도 화면에 보이는 신체 부위를 더 크거나 작게, 또는 주름과 털이 없게 컴퓨터 프로그램으로 보정해요. 우리는 특정 신체 이미지에 판타지를 품을 수는 있지만, 그게 현실이 아니라는 사실을 꼭 알아야 해요. 판타지와 현실을 구분하지 못하면 끝없는 오해와 욕망의 악순환에 빠질 수 있으니까요.

한때 분홍빛 유두를 만들어 준다는 크림이 등장해서 여성들의 분노를 샀어요. 이 화장품의 광고는 분홍빛 유두는 보기 좋지만 짙은 색 유두는 지저분해 보인다는 남성들의 인터뷰를 가공해 만들어졌죠. 앞에서도 이야기했듯이 사춘기를 지나면서 사타구니와 유두가 점점 짙은 색으로 변하는 것은 자연스러운 일이에요.

그런데 성인 만화로 분류되는 포르노그래피 그림 속 여성들의 유두는 하나같이 분홍빛을 띠고 있어요. 그러다 보니 유감스럽게도 작품과 현실의 주객이 전도되어 포르노그래피 속 몸처럼 유두를 분홍빛으로 만들라는 광고마저 나왔죠. 이처럼 왜곡된 몸의 이미지들은 그저 화면 안에만 머무르는 것이 아니라 사람들 몸과 생각에까지 영향을 미쳐요.

불법 촬영의 공포

포르노그래피는 아주 오래전부터 있었어요. 그런데 유의할 점은 이로 인한 문제가 점점 더 심각해지고 있다는 사실이에요. 예전에는 사진이나 영상을 만드는 제작자, 퍼뜨리는 유통업자 그리고 소비자가 명확하게 구분되어 있었죠. 그러나 오늘날에는 이 경계가 모호해졌어요. 돈을 벌 목적으로 상품을 만들던 전통적인 업자들 외에도 순간의 인기나 재미를 위해 불법 촬영을 하거나 합성 동영상을 만들어 내는 사람들이 늘어나고 있어요.

그러면서 합의된 시나리오에 따라 연기하는 과거의 영상과 달리 보통 사람들이 화면에 등장하기 시작했어요. 공용 화장실, 길거리, 카페에서 불법 촬영을 당하거나 연인 사이에 찍었던 영상이 상대방에 의해 동의 없이 유출되는 등, 나도 모르는 사이에 내 모습이 불특정 다수에게 포르노그래피로 퍼져 나갈 수 있는 시대가 된 거죠.

포르노그래피 속 등장인물은 연기자라고, 저 화면은 합의로 연출된 것이라고 더는 믿을 수 없게 되었어요. 그리고 많은 여성이 자신도 언제 피해자가 될지 몰라 불안해하고 있어요. 심지어 학교처럼 가장 안전해야 할 장소에서도 불법 촬영 장비가 발견됐고요. 여성들의 불안감이 점점 커지는 한편으로 '국산 야동(한국인이 등장하는 야한 동영상)'

야동? 음란물?

누군가의 목숨마저 앗아 갈 수 있는 '불법 성 착취 영상'을 '야동(야한 동영상)'이라는 희화화한 단어나 피해자를 비난하는 식의 '음란물'이라는 단어로 표현해선 안 돼요.

'일반인 몰카(일반인이 등장하는 불법 촬영물)' '여친 직찍(직접 촬영한 여자 친구 모습)' 등의 태그를 단 영상물이 조회 수를 늘려 가고 있어요. 인권이나 초상권은 사라지고, 화면 속 여성들은 이름 없는 도구로 전락해 버리죠.

포르노그래피 속 일그러진 여성상

불법 촬영물만 아니면 괜찮을까요? 많은 포르노그래피 속에서 여성은 장소와 시간, 인간관계를 불문하고 성추행을 당하거나 합의하지 않은 성관계를 맺지만, 결국에는 흥분하고 말아요. 이 줄거리에서 여성의 행동이나 감정 변화에는 상식이 적용되지 않아요. 법적 보호 따위는 말할 것도 없고요. 오로지 여성을 만족시킨 대단한 남성의 정복감과 뿌듯함만 강조되죠. 아무리 지어낸 시나리오에 짜고 찍은 장면이라고 해도 결과적으로 여성의 인권에는 해가 될 수밖에 없어요. 성폭력을 빈번하게 묘사하면서 여성도 원하고 즐겼다며 맥락 없는 결론을 내리는 행태는 여성을 향한 폭력을 정당화하고 여성 혐오를 확산시키는 결과를 가져올 뿐이에요.

포르노그래피와 불법 촬영 영상물이 어디에서 어떻게 유통되는지를 알면, 이것이 왜 여성 폭력이고 여성 인권의 문제인지가 좀 더 명확해져요. 성매매 후기를 공유하는 사이트, 성매매를 알선하는 플랫폼 등에서 이런 이미지를 함부로 띄우고 무료로 영상을 볼 수 있다고 광고해요. 또

일상적인 말 속에 숨은 포르노그래피

몇 년 전 '기모찌'라는 감탄사가 유행했어요. 어린이도, 학생도, 어른도, 유튜버도 종종 사용했죠. 이 단어는 사실 '기분이 좋다'는 뜻의 일본어 '기모치 이이(きもち いい)'에서 온 말이에요. 그런데 여기에는 '공책'을 '노트'라고 하거나 '문제'를 '퀴즈'라고 하는 외래어 사용과는 다른 차원의 문제가 숨어 있어요. 이 단어가 널리 알려진 계기에는 포르노그래피가 있었거든요. 일본에서 제작했거나 일본을 배경으로 하는 포르노 영상물에서 여성 배우가 성관계에 만족스러움을 표현하는 말로 이 문장을 반복해서 사용하는 것이 알려지며 유행어처럼 사용된 거죠. 특히 몇몇 유명 BJ가 여성 출연진에게 누가 더 섹시하게 '기모찌'라는 말을 쓰는지 내기를 시키거나 감탄사처럼 사용하면서 나이와 성별에 상관없이 많은 사람에게 퍼진 거예요.

그러니 의도했든 의도하지 않았든, 이 말이 널리 퍼진다는 것은 보통 사람들이 일상생활에서 포르노그래피의 전형적인 장면을 재연하고 또 다른 사람들에게 전달하고 있다는 의미예요. 포르노적 상황을 유머로 소비하다 보면 그에 대한 거부감 또한 자연스럽게 약해질 테고요. 포르노그래피에 익숙해지는 것과 성에 대해 열린 마음과 태도를 지니는 것은 전혀 다른 문제예요. 포르노그래피를 통해 성에 관한 지식을 얻을 수 있다고 주장하는 사람들은 이것이 어떤 내용을 담고, 어떻게 만들어지고 또 유통되는지를 생각하지 않아요.

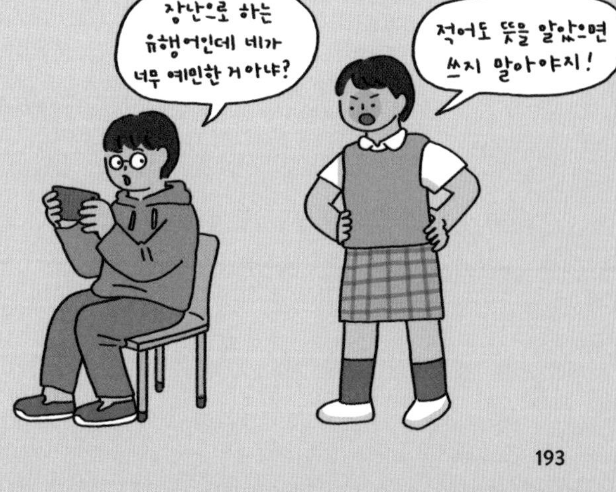

예전의 소라넷과 n번방처럼 불법 성 착취 영상물을 적극적으로 올리고 다운로드하는 곳에서 실제로 성범죄를 모의하거나 구성원들이 직접 범죄를 저지른 사건들도 있어요. 게다가 n번방 사건에서 보듯이 피해자의 연령대는 점점 더 낮아지고 있어요. 여성을 대상으로 하는 범죄와 포르노그래피의 경계가 결코 뚜렷하게 나뉘지 않는다는 말이죠.

우리는 폭력에 반대합니다

이 책을 읽는 어느 누구도 데이트 폭력, 가정 폭력, 스토킹과 같은 폭력에 찬성하지 않을 거예요. 이러한 폭력을 없애 나가는 방법 가운데 중요한 하나가 바로 여성 혐오에 기대어 여성의 몸을 전시하고 소비하는 문화에 반대하는 행동이에요.

포르노그래피에 반대한다는 것은 단순히 성 표현물을 법적으로 금지하는 것을 뜻하지 않아요. 문제는 '성'이 아니라 '폭력'이기 때문이죠. (특히 미성년자들이) 보지 못하게 하는 것보다 우선 여성 혐오적 콘텐츠를 생산하고 소비하는 일 자체를 막는 것이 중요해요. 일상에서 퍼져 가는 폭력을 예리하게 찾아내고, 여성의 몸을 놀이나 문화로 소비하지 않게끔 바꿔야 해요. 소비하지 않으면 생산도 멈출 수밖에 없어요. 포르노그래피와 불법 촬영물뿐만이 아니에요. 포르노그래피에 기반한 특성을 띤 일상적인 매체 역시 구별할 줄 알아야 해요.

다른 한편으로는, 최근 여성을 위한 성적 판타지, 여성 감독과 제작자가 만드는 포르노그래피에 대한 관심이 늘어나고 있어요. 미적인 연출과 줄거리, 성적 지향과 행동의 다양성을 담으면서 누구에게도 고통을 주지 않는 가치를 지향하는 영상을 제작해 새롭고 건강한 성적 판타지를 생산해 내고 있죠. 우리에게 필요한 건 폭력이 아니라 이처럼 다양한 상상력이 아닐까요?

이 글은 기획 생산된 상업용 포르노그래피와 개인이 만들고 온라인으로 유통되는 불법 성 착취 영상물을 한꺼번에 다루고 있습니다. 그러나 여성의 일상이 포르노그래피로 소비되는 것에 반대하면서 불법 성 착취 영상물과 상업용 포르노그래피를 엄격하게 구분해야 한다는 주장도 있습니다.

언니들의 비밀 상담소

포르노래피를 끊고 싶은데 중독된 것처럼 자꾸 보게 돼요.

>>>> 우리는 자극적인 것에 쉽게 중독됩니다. 마라와 흑당이 크게 유행했던 걸 생각해 봐요. 맵고 짜고 단 음식이 소개되자마자 얼마나 많은 사람이 먹고 또 먹었던가요. 포르노그래피 역시 성적 자극을 목적으로 만들었으니 쉽게 빠져들 만해요. 사실 자극적인 사진이나 영상을 봤다고 부도덕한 사람이 되는 것은 아니에요. 오히려 잘 활용하면 자신의 섹슈얼리티를 탐험할 수 있고, 파트너와 함께라면 에로틱한 분위기를 만드는 데 도움이 되기도 하죠. 그러니 꼭 나쁜 점만 있는 것은 아니에요.

하지만 만약 포르노그래피를 보는 것을 멈출 수 없거나 이 때문에 다른 인간관계와 사회생활에 지장을 받거나 강박적으로 포르노그래피를 보는 상태라면, '중독'으로 간주하고 도움을 받아야 해요. 포르노그래피를 많이 보는 사람은 실제 성관계에 흥미를 잃기 쉽고 안전하지 못한(성매개감염에 노출된) 성관계를 할 가능성이 크다는 연구 결과도 있어요. 그러니 만약 필요하다면 병원이나 상담소에 도움을 요청하도록 해요.

유해하지 않은 포르노그래피를 어떻게 찾죠?

>>>> 떡볶이를 예로 들어 볼까요? 나는 쌀떡파인지 밀떡파인지, 강한 매운맛이 좋은지 부드러운 로제 소스가 좋은지, 다양한 재료가 들어간 것을 좋아하는지 깔끔하게 떡과 어묵만 들어간 것을 좋아하는지는 먹어 보지 않으면 알 수 없어요. 내가 어떤 입맛의 소유자인지는 나밖에 모르거든요.

앞서 말한 대로 수많은 포르노그래피가 여성을 대상화하거나 폭력적인 관계를 전시한다는 문제가 있지만, 성적 코드가 담긴 모든 콘텐츠를 포기할 필요는 없어요. 성인 전용 콘텐츠가 아니라 일상에서 늘 접하는 미디어에서도 등장인물이 얼마든지 성적 행동을 할 수 있죠. 그럴 때 내가 성욕을 느끼거나 자극을 받는다고 해도 문제 될 것은 전혀 없고요.

기분 좋은 자극을 줄 수 있는 무언가를 찾고 싶다면, 먼저 등장인물의 상황과 감정에 깊이 공감하고 몰입할 수 있는 매체가 무엇인지 알아보세요. 만화인지 글인지 또는 영화인지, 직접 묘사하는 장면을 볼 때 좋은지 그보다는 등장인물 사이의 아슬아슬한 관계를 잘 표현하는 장면을 볼 때 더 좋은지 등은 나만 알 수 있어요. 모두를 만족시키는 성적 판타지물은 없지만, 적어도 나를 만족시키는 요소가 무엇인지 찾아낼 수 있다면 삶의 즐거움이 하나 더 늘어날 거예요.

가스라이팅

“잘 해낼 줄 알았지.” “너를 믿어.” “잘했어.” 같은 말을 늘 듣는 사람이 있고, “또 이랬어?” “하여간에 사고 칠 줄 알았다니까.” “진심으로 하는 얘긴데, 너는 소질이 없어.” 같은 말을 늘 듣는 사람이 있다고 가정해 봐요. 시간이 흐른 뒤에 그 둘은 어떻게 달라질까요? 칭찬은 고래도 춤추게 한다는데, 똑같은 문제를 만난다면 지지와 격려를 많이 받아 본 사람이 어려움을 더 잘 헤쳐 나가지 않을까요. 이처럼 우리는 다른 사람의 말이나 행동, 평가에서 영향을 받아요.

때로는 더 많은 것을 할 수 있는 용기를 주는 말이 있는 반면, 반대의 경우도 분명히 있어요. 사람의 감정과 마음을 함부로 휘두르고 장악하려는 말들이죠. 이러한 말들의 함정에 빠지지 않으려면 어떻게 해야 할까요?

다 너를 좋아해서 그런 거야

『다 이아리』는 '이아리'라는 예명으로 작가가 경험한 데이트 폭력을 기록한 웹툰이에요. SNS 연재로 시작한 이 웹툰은 수많은 사람의 공감을 불러일으켰어요. 누구나 겪을 수 있는 데이트 폭력 피해자의 무력감과 공포를 고스란히 담아냈기 때문이죠.

이 이야기에 담긴 가해자의 행동 중 특히 눈에 띄는 건 '집착과 통제'였어요. 피해자가 다른 사람과 만나는 것조차 차단했죠. 이렇게 상대방의 인간관계와 일정을 모조리 통제하면서 그 이유를 사랑하기 때문이라고 말했어요. "왜 나를 이상한 사람으로 만들어?" "나 너 없이는 살 수가 없어." 같은 말을 일상적으로 내뱉었고요. 이야기 속 이아리는 가해자가 자신을 그가 없으면 아무것도 못 하는 "외딴 섬"으로 만들고 싶어 했다고 말해요.

자기 자신을 믿지 못하게 만드는 가스라이팅

오래된 스릴러 영화 〈가스등〉은 이모의 집을 상속받은 여자와 결혼한 남자가 아내를 어떻게 정신이상자로 몰아가는지를 구체적으로 보여 줘요. 처음부터 아내의 재산에 눈독을 들였던 남자는 치밀한 계획을 세워 아내를 환자로 만들어 버려요. 아내가 안정을 취할 수 있게 도와 달라는 말로 외부 사람들을 몰아내고, 물건을 몰래 숨기거나 거짓말을 해서 여

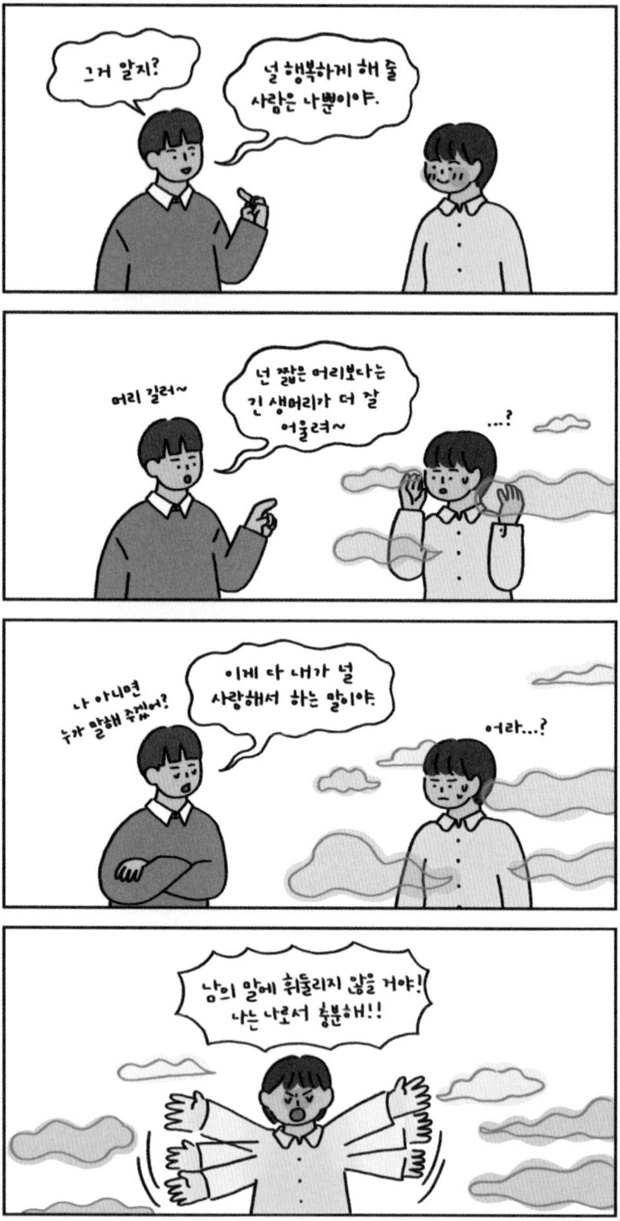
그거 알지?
널 행복하게 해 줄 사람은 나뿐이야.
머리 길러~
넌 짧은 머리보다는 긴 생머리가 더 잘 어울려~
...?
나 아니면 누가 말해 주겠어?
이게 다 내가 널 사랑해서 하는 말이야.
어라...?
남의 말에 휘둘리지 않을 거야! 나는 나로서 충분해!!

자가 스스로를 믿지 못하게 만들어요. 아내가 밤이 되면 가스등 불빛이 유독 어두워진다고 호소하는데도, 몸이 더 안 좋아져서 그렇게 느끼는 것뿐이라며 계속 무시하죠. 마침내 아내는 자신이 본 것도 느낀 것도 믿을 수 없게 되어 남편에게 더욱 의지해요. 남자의 작전이 제대로 먹혀든 거예요.

영화 〈가스등〉 속 남자가 아내에게 했듯이, 웹툰 『다 이아리』 속 남자가 여자에게 했듯이, 다른 사람의 상황이나 마음을 조작해 그 사람이 스스로를 믿지 못하게 만드는 행위를 '가스라이팅(gaslighting)'이라고 해요.

나도 모르는 사이에 빠지고 마는 함정

가스라이팅은 주로 힘이 더 강한 사람이 자기보다 약한 사람에게 저질러요. 지식이 더 많거나 나이 또는 지위가 더 높은 경우 손쉽게 지배력을 행사하죠. 피해자가 자신을 믿지 못하기 시작하면, 관계가 깊어질수록 상대방의 말이나 행동에 더 의지하게 돼요.

이러한 관계에 익숙해지면 나중에는 부당한 대접을 받아도 문제를 파악하기 어려워져요. 걱정스럽거나 불쾌한 감정 같은 위험 신호를 느끼면서도 내 기분보다 상대방의 의사를 먼저 확인하죠. 타인에게 기대는 시간이 길어지면 그 관계를 유지하는 일이 다른 무엇보다 중요하게 느껴지거든요. 헤어지자고 할까 봐, 다시 못 만날까 봐, 나한테 화낼까 봐 또는 실망할까 봐 애써 자기 마음을 모른 척하기도 해요. 이런 일은 놀랍게도 연인 사이에서 몹시 흔하게 일어나요. 관계를 맺는 데 서투르면 당하는 사람과 저지르는 사람 모두 알아차리지 못한 사이에 일어날 수 있는 일이에요.

다음은 한국데이트폭력연구소에서 제공하는 가스라이팅 자가 진단 체크 리스트예요.

왠지 몰라도 결국 언제나 그 사람 방식대로 일이 진행된다.	☐
그 사람에게 "너는 너무 예민해." "이게 네가 무시당하는 이유야." "비난받아도 참아야지." "나는 그런 이야기 한 적 없어. 너 혼자 상상한 거겠지." 등의 말을 들은 적이 있다.	☐
그 사람의 행동에 대해 주변 사람들에게 자주 변명한다.	☐
그 사람을 만나기 전에 잘못한 일이 없는지 점검하게 된다.	☐
그 사람이 윽박지를까 봐 거짓말을 하게 된다.	☐
그를 알기 전보다 자신감이 없어지고 삶을 즐기지 못하게 됐다.	☐

함정에 빠지지 않는 법

가스라이팅의 함정에 빠지지 않으려면 나를 믿는 힘을 길러야 해요. 내 마음의 신호를 믿으세요. 특히 마음이 약해졌을 때나 힘든 일이 밀려올 때는 만나는 사람에게 마음을 지나치게 의지할 수 있으니 주의해야 해요. 내게 도움을 줄 수 있는 좋은 사람일지라도 가끔은 이 관계가 건강한지, 나의 말과 몸과 감정이 충분히 존중받고 있는지 생각해 볼 필요가 있어요.

한 사람에게만 몰두하는 상황은 관계를 파악하기 어렵게 만드니, 삶에서 좋아하거나 소중한 것을 되도록 많이 찾아보세요. 음악이건 운동이건 추리소설이건 아이돌이건 뭐든 좋아요. 친구는 말할 필요도 없죠. 상황을 객관적으로 말해 줄 사람들이 곁에 있으면, 가스등이 정말 어두워졌는지 확인할 수 있어요.

기억해야 해요, 내 자존감을 흔드는 사람은 좋은 인연이 아니에요. 만날수록 내가 더 나은 사람이 되어야 좋은 인연이에요.

성폭력

일상에서 얼마나 많은 여성이 성폭력을 경험할까요? 통계에 따르면, 대한민국 여성의 18.5퍼센트(여성가족부의 '2019년 성폭력 안전 실태 조사' 결과)가 신체 접촉이 따르는 성폭력 피해를 평생 한 번 이상은 겪는다고 해요. 눈빛이나 말을 통한 성희롱, 일방적인 성기 노출처럼 신체 접촉이 없는 경우까지 포함하면 훨씬 더 늘어날 테고요. 최근에는 디지털화 때문에 성폭력 유형이 점점 다양해지고 있어요.

이 책은 성폭력을 피할 수 있는 방법을 알려 주지는 않아요. 성폭력은 피해자에게 책임이 있는 게 아니니까요. 당사자로서, 조력자로서 그리고 사회 구성원으로서 우리 사회의 성폭력 문제를 어떻게 줄이고 해결해 갈지 함께 고민해 봐요.

성폭력의 개념과 통념

성폭력은 한마디로 타인의 자유로운 성적 결정권을 침해하는 행위예요. 일방적인 성적 농담이나 추근대는 언어적 성희롱부터 폭행이나 협박을 통해 강제로 성관계를 하는 강간까지, 상대방의 의사를 거스르고 이루어지는 모든 신체적·정신적 폭력을 말하죠. 그러니 가해자는 길거리에서 처음 만난 사람일 수도 있고, 오랜 시간 알고 지낸 연인이나 배우자일 수도 있어요. 성적 행동에 앞서 동의가 없었다면 모두 성폭력이에요.

이때 가장 주의할 점은 '성'이 아니라 '폭력'에 초점을 맞춰야 한다는 거예요. 교통사고를 당했거나 도난 사고를 겪은 피해자에게는 누구나 위로를 건네고 가해자가 제대로 처벌받아야 한다고 생각하지만, 성범죄는 다르게 받아들이는 사람이 많아요. '피해자가 빌미를 주진 않았을까, 피해자와 가해자가 혹시 연인 관계는 아니었을까, 피해자가 나쁜 마음을 먹고 무고(사실이 아닌 일을 거짓으로 꾸며 해당 기관에 고소하거나 고발하는 일)한 것은 아닐까?' 하는 생각을 먼저 떠올리죠. 이것은 성폭력을 다양한 성관계 중 일부라고 생각하는 사람들이 흔히 저지르는 오류예요.

그러나 성폭력은 타인의 인권과 존엄성을 훼손하는 중대한 폭력 범죄예요. 따라서 피해자는 다른 범죄 사건과 마찬가지로 보호받을 권리가 있으며, 가해자는 마땅한 벌을 받는 것이 사회정의에 부합해요.

성폭력을 둘러싼 오해 바로잡기

성폭력에 대해 여전히 많은 사람이 여러 가지 오해를 하고 있어요. 대표적인 오해 사례를 하나씩 풀어 볼게요.

성범죄는 피해자의 옷차림에 원인이 있다?

성범죄가 짧은 치마나 달라붙는 옷차림 때문에 일어난다면 성범죄는 여름에 발생하는 계절성 범죄여야 해요. 하지만 현실에서는 두꺼운 옷으로 꽁꽁 무장하는 겨울에도 성범죄가 일어나죠. 즉 옷차림의 문제가 아니라는 뜻이에요. 2018년, 벨기에의 수도 브뤼셀에서는 성폭행 범죄가 일어났을 때 피해자들이 입었던 옷을 전시하는 행사가 열렸어요. 교복부터 잠옷, 만화 캐릭터가 그려진 옷 등 지극히 평범한 옷들은 성범죄와 피해자의 옷차림 사이에 아무런 관련이 없음을 보여 줬어요. 피해 여성의 옷차림을 문제 삼는 것은 범죄의 책임을 피해자에게 돌리는 2차 가해예요.

성범죄는 본능이라 어쩔 수 없다?

한국형사정책연구원이 전자 발찌를 부착한 성범죄자들을 조사한 결과에 따르면, 성범죄는 우발적 범죄보다 계획적 범죄가 두 배나 높게 나타났어요. 또 범행 장소는 피해자의 집인 경우가 제일 많았는데, 가해자들은 검거를 우려해 평균적으로 범행 장소까지 무려 40킬로미터를 이동했다고 해요. 이렇게나 치밀하게 범죄를 준비하는데, 이게 과연 본능의 문제일까요? 남성의 본능 때문에 성범죄가 일어난다는 오해는 범죄자에게 낮은 형량을 선고하는 폐단으로도 이어져요.

성범죄 피해자는 여성뿐이다?

한국성폭력상담소의 2019년 상담 통계에 따르면, 성범죄 피해자의 성별은 92.1퍼센트가 여성이었어요. 여성 피해자의 수가 절대적으로 많죠. 그런데 학교와 학원에서 벌어진 사례만 놓고 보면 남성 피해자 비율도 15퍼센트로 낮지 않아요. 피해자의 나이가 어린 사건일수록 남성 피해자의 비율이 올라가요. 이는 성범죄가 단순히 성별의 문제가 아니라 힘(권력)의 문제이며, 권력 관계가 명확할수록 누구나 범죄 대상이 될 수 있다는 것을 뜻해요.

적극적인 거부로 성범죄를 막을 수 있다?

거부 의사를 밝히는 것만으로 원치 않는 성적 접촉을 멈출 수 있는 경우가 있어요. 서로 존중하는 바람직한 관계라면 가능하죠. 그러나 성범죄는 단순히 싫다는 거부만으로 피해 상황을 빠져나오기가 몹시 어려워요. 또 몸싸움이 벌어지면서 가해자에게 상해를 입거나, 검거를 우려한 가해자가 살인처럼 더 큰 범죄를 저지르기도 해요. 특히 직장 또는 동종 직업군 내 성폭력의 경우에는 진로나 생계 문제와도 연결되어 있어 피해자가 더욱 취약한 위치에 놓여요. 따라서 피해자에게 왜 가만히 있었느냐, 왜 적극적으로 저항하지 않았느냐고 추궁하는 것은 옳지 않아요.

권력 관계에서 시작되는 폭력

자, 여러분이 다음과 같은 뉴스를 접했다고 가정해 봐요. A와 B에 각각 어떤 단어가 자연스럽게 대입되는지 떠올려 보세요.

"또 성폭력 사건이 발생했습니다. 가해자는 (A)(으)로
피해자가 혼자 있는 틈을 타 범행을 저질렀다고 하는데요.
피해자가 용기를 내서 이를 신고했다고 합니다.
피해자는 (B)이었(였)다고 합니다."

사장-아르바이트 직원 / 부하 직원-직장 상사
군대 선임-후임 / 신인 배우-원로 배우 / 코치-선수 / 비서-정치인

A에 어울리는 단어들의 특징을 생각해 볼까요? 성범죄는 보통 나이가 더 많거나 지위가 더 높거나 상대방에게 절대적인 영향력을 행사할 수 있는 사람이 저지릅니다. 다시 말하면 성폭력은 어떤 결정권을 쥐고 있는 권력을 지닌 사람이 상대방을 통제하거나 괴롭히려는 목적에서 힘을 과시하는 범죄 행위예요.

특히 한국 사회는 수직적인 위계질서를 강조해요. 묵묵히 지시를 따르고 의견을 적극적으로 내지 않는 것이 아랫사람의 도리라고 여기는 사람이 많죠. 이런 분위기에서는 부당한 일을 겪어도 제대로 항의하거나 적극적인 의사 표현을 하기가 어려워요. 그러니 이런 문화에서는 성폭력을 방지하기가 더욱 힘들죠. 따라서 성폭력 없는 사회를 만들기 위해서는 단순히 성범죄자의 성욕에 집중할 것이 아니라, 이 사회의 차별과 편견이 어디에서 어떻게 작용하는지 유심히 살펴볼 필요가 있어요.

성별 고정관념과 성폭력

'나는 성차별주의자야.'라고 생각하는 사람은 거의 없어요. 그러나 아직도 많은 남성이 밖에서 몸을 쓰며 놀아야 한다거나 마음 씀씀이가 커야 한다는 말을 들어요. 여성은 밤늦게 다니면 안 된다거나 살림을 도와야 한다거나 단정한 차림을 해야 한다는 말을 흔히 듣죠. 이러한 고정관념은 성 문제에도 편견으로 작동해요.

특히 사춘기 남성에게는 성적 욕구의 표현을 적극 장려하고 응원하는 데 반해, 사춘기 여성에게는 성을 보호하고 지켜야 할 것으로 가르치곤 해요. '남자니까 그럴 수 있다.'는 식으로 남성의 성적 행동에 유독 너그러운 사회 분위기는 성희롱, 불법 촬영 등과 같은 성폭력에 무감각하게 만들어요. 오히려 피해를 입은 여성에게 책임을 묻고요.

스토킹은 로맨스가 아니에요

'애정 표현' '순정남' '낭만적'이라는 이미지로 왜곡되어 온 대표적인 성범죄가 바로 '스토킹'이에요. 상대방의 의사를 무시하고 계속해서 접근하며 지켜보거나 따라다니거나 숨어서 기다리는 행위 모두 스토킹이에요. 한 사람의 인생을 무너뜨리거나 살인의 전조로까지 해석할 수 있는 무거운 범죄죠.

그런데도 스토킹은 개인의 가벼운 일탈 행위로 여겨져 왔고, 처벌 역시 경범죄 처벌법에 따라 '지속적 괴롭힘' 정도로만 규정되었어요. 벌금으로 단돈 10만 원만 내면 가해자는 다시 스토킹을 시작할 수 있었죠. 이에 문제의식을 느낀 시민 사회가 오래전부터 스토킹 방지법 제정을 요구해 왔어요. 21대 국회에서 6건의 스토킹 범죄 처벌 법안이 발의되었고, 2021년 3월 24일에 제정되었어요. 이 법안에 따르면 상대방의 동의 없이 반복적으로 스토킹하는 가해자에게는 '3년 이하의 징역 또는 3천만 원 이하의 벌금'이, 흉기를 휴대한 스토킹 가해자에게는 '5년 이하의 징역 또는 5천만 원 이하의 벌금'이 부과돼요.

스토킹 범죄 처벌법이 규정하는 스토킹 행위

- 접근하거나 따라다니거나 진로를 막아서는 행위
- 직접 또는 제3자를 통해 물건 등을 도달하게 하거나 그 부근에 물건 등을 두거나 훼손하는 행위
- 주거, 직장, 학교, 그 밖의 일상적 장소에서 기다리거나 지켜보는 행위
- 상대방의 동거인, 친족, 직장 동료 등 밀접한 관계인의 생명과 안전 등으로 상대방을 위협하는 행위
- 우편, 전화, 팩스, 컴퓨터 통신 또는 정보통신망을 이용해 글, 말, 부호, 음향, 영상, 그림, 화상, 물건 등을 도달하게 하는 행위

이처럼 성폭력과 성별 고정관념은 아주 깊이 긴밀하게 이어져 있어요. 따라서 성별 고정관념을 깨뜨려 나가는 노력이 성폭력 없는 사회를 만드는 데 중요한 밑거름이 될 거예요.

피해자의 잘못이 아니에요

앞서 이야기했듯이 그동안 우리 사회에는 성폭력 사건이 일어나면 피해자에게 책임을 전가하는 분위기가 있었어요. 심지어 문제를 제기한 여성의 외모를 평가하며 "예뻐서 그런 거 아니냐."라고 우기거나 "괴롭힐 만한 외모가 아닌데?"라고 막말을 쏟아내는 일도 서슴없이 일어났어요. 이러한 분위기는 피해자의 정신적·심리적 고통을 배가할 뿐만 아니라 인간관계나 사회생활에서 불이익을 받게 만들기도 했어요. 현실이 이렇다 보니 피해자들이 세상의 시선을 두려워해서 피해 사실을 숨기는 부작용마저 있었죠.

피해자를 보호하지는 못할망정 도리어 2차 가해를 하는 현실을 그대로 둘 수는 없어요. 실제로 이러한 괴롭힘을 겪은 많은 사람이 불쾌감이나 모욕감을 느끼고, 심지어 자기 탓을 하게 된다고 해요. 잘못을 저지른 사람이 아니라 피해를 겪은 사람이 위축되는 일이 더는 일어나서는 안 돼요.

평소 연습하고 훈련하기

- 누가 불쾌한 말을 하거나 원치 않는 신체 접촉을 하려 할 때 낮고 단호한 목소리로 "하지 마세요."라고 정색하며 말하기
- 농담인 척 은근슬쩍 성희롱하려는 사람에게 "이건 성희롱이야."라고 단호하게 말하기
- 공개적인 장소에서 성폭력 상황에 놓였다면 주변 사람 중 몇을 콕 집어 도와 달라고 요청하기
- 성폭행을 당한다면 누구에게 제일 먼저 알릴지, 어느 병원을 찾아갈지 미리 생각해 두기

평소 이런 상황의 시나리오를 머릿속에 넣어 두기로 해요. 상상으로라도 훈련해 두면, 실제로 일이 닥쳤을 때 한 번도 생각하지 않은 경우보다 훨씬 능숙하게 대처할 수 있거든요. 신체적으로 위협받는 상황에서 어떻게 대응해야 하는지 배우는 자기방어 훈련에 참여해 보는 것도 좋아요. 내 안의 힘을 발견하고 한계를 알아 가는 과정은 그 자체로도 흥미롭지만, 무엇보다 위험한 상황에 다양한 방식으로 대비할 수 있게 해 줘요.

서울특별시교육청이 운영하는 학교 성폭력 온라인 신고센터(www.sen.go.kr/schoolwithyou)에는 가상 신고 메뉴가 있어요. 정작 큰 사건이 생겼을 때 무엇부터 해야 할지 몰라 시간과 에너지를 낭비하는 일이 없게끔 신고 과정을 미리 체험할 수 있어요.

사실 너무 놀라거나 화가 나서 제대로 맞서지 못할 수도 있어요. 하지만 괜찮아요, 당연히 그럴 수 있어요. 어떻게 대응한대도 피해자 잘못은 아니에요. 누구의 잘못인지를 명확히 정리하고 나면, 분한 마음은 가시지 않더라도 후회나 자책을 하며 자신을 탓하지는 않을 거예요.

성폭력에 대응하는 법

그런 일이 없기를 바라지만, 마치 길을 걷다 갑자기 넘어지듯이 우리는 종종 원하지 않는 상황을 맞닥뜨리기도 해요. 만약 성폭력 피해가 발생했다면, 다음 사항을 기억하는 게 중요해요.

내 잘못은 아무것도 없어요

어떤 자리에 있었든, 어떤 옷을 입었든, 어떻게 알게 된 사람이든 어느 누구도 나에게 함부로 할 수 없어요. 그러니 심호흡을 하고 다음 과정을 준비해요.

믿을 만한 조력자를 구해요

성폭력 사건을 다룬 경험이 많고 피해자를 함부로 판단하거나 평가하지 않는 전문 기관에 도움을 요청해요.

여성긴급전화	1366
성희롱성폭력근절종합지원센터	02-735-7544
한국성폭력상담소	02-338-5801
한국여성민우회	02-335-1858
한국여성의전화	02-2263-6464, 5
대한법률구조공단	132
탁틴내일 청소년성폭력상담소	02-3141-6191
한국범죄피해자지원중앙센터	1577-1295

필요하다면 곧바로 병원 진료를 받아요

병원의 진료 기록은 법적 증거로 채택될 수 있고, 혹시 모를 임신이나 감염의 위험도 예방할 수 있어요. 병원에 가기로 마음먹었다면 몸을 씻거나 옷을 세탁하지 말아야 해요. 몸에 남은 기록(상처, 이물질, 상대방의 피부조직 등)은 모두 증거로 활용할 수 있어요.

원하는 것을 충분히 고민해요

가해자를 법대로 처벌하거나 적절한 사과와 보상을 받거나 공동체의 문화를 돌아보는 시간을 마련하거나 가해자와 마주치지 않도록 공간을 분리하는 것 등 다양한 요구를 떠올릴 수 있어요. 혼자 고민할 수도 있고 전문 기관의 도움을 받아 법적으로 정리해 볼 수도 있어요.

글을 써 봐요

마주하기 힘든 기억일 수 있지만 글로 옮기다 보면 오히려 객관적인 눈으로 상황을 바라볼 수 있어요. 내가 어떤 점에 분노하는지, 내 느낌은 어떤지 글로 기록하는 과정은 치유의 시간이기도 해요. 만약 기회가 된다면 말로 풀어 봐도 좋아요. 성폭력 생존자 말하기 대회 같은 자리에 참여해서 다른 사람의 이야기를 듣고 또 내 이야기를 털어놓는 과정은 비슷한 일을 겪은 사람만이 나눌 수 있는 연대의 에너지를 충전하는 시간이 될 거예요.

조력자 되어 주기

내가 용기를 내어 내딛는 한 발과 내뱉는 한마디가 성폭력을 막는 계기가 되기도 해요. 예컨대 지하철에서 술 취한 여성을 만지는 남성을 촬영하고 조심스레 뒤를 밟아 경찰에 신고하거나, 레깅스를 입었다는 이유로 성추행을 한 뒤 원했던 것 아니냐고 헛소리를 하는 남성의 얼굴에 강펀치를 날린 용감한 여성들의 이야기는 우리에게 큰 용기를 주죠.

직접 물어봐요

곤란한 상황에 놓인 듯 보이는 사람에게는 "같이 있어 줄까요?" "여기 누구랑 같이 오셨어요?"라고 직접 물어보세요.

주의를 환기해요

대화를 끊고 관심을 다른 데로 돌려 난처한 상황에 빠진 사람을 안전한 곳으로 피하게 해요. 그 사람이 술에 취했다면 시원한 물을 건네는 것도 좋은 방법이에요. “이거 좀 지루한 것 같아. 딴 거 하자.” “배고파. 나가서 뭐 좀 먹자.” “나 좀 어지러운데 바람 쐬러 같이 나갈래?”라고 말하며 주의를 환기해요.

주변의 다른 사람들을 끌어들여요

혼자 나서려면 불안할 테니, 가능하다면 믿을 만한 사람들을 끌어들여요. 다른 친구를 비롯해 경비원, 술집 직원, 필요하다면 경찰을 불러도 좋아요.

디지털 성범죄

2020년, 두 명의 대학생으로 이루어진 '추적단 불꽃'이 성 착취물을 사고 파는 온라인 대화방의 실체를 세상에 알렸어요. 피해자들을 노예라 부르며 성 착취물을 만들고 신상 정보를 공유하는 사람들이 있고 그런 사람들의 수가 최소 몇만 명으로 추정된다는 사실에 모두 큰 충격을 받았죠. 대화방을 운영하던 몇몇은 구속되어 재판을 받고 있지만, 익명으로 대화하는 애플리케이션의 특성상 모든 참여자를 찾을 수 있을지, 나아가 그들에게 제대로 된 처벌을 내릴 수 있을지 아무도 알지 못합니다.

이제 분노를 넘어 성범죄가 더는 일어나지 않도록 막기 위해서 우리 사회의 문화를 어떻게 바꾸어야 할지, 교육을 어떻게 개선해 나가야 할지 고민해야 해요.

가해자의 범죄에 집중해요

'디지털 성범죄'란 카메라나 인터넷 같은 디지털 매체를 이용해 다른 사람을 성적으로 괴롭히는 일을 가리켜요. 당사자의 동의 없이 사진이나 영상을 다른 사람에게 함부로 전송하는 일은 엄연히 성범죄에 해당해요. 지인 또는 연인의 사진이나 영상, 신상 정보 등을 유포하는 범죄부터 온라인을 통해 피해자를 유인해서 불법 성 착취 영상물을 만들고 유포하는 범죄까지 다양하죠. 이때 불법 성 착취 영상물을 찍은 사람, 올리고 배포하는 사람, 저장 공간을 제공하는 업체 그리고 보는 사람까지 모두가 공범이에요.

안타까운 점은, 이런 일에 휘말린 피해자들에게 애초에 왜 사진이나 영상을 찍었냐는 비난이 쏟아진다는 사실이에요. 이러한 비난은 피해자에게 2차 가해를 할 뿐 범죄 해결에는 전혀 도움이 되지 않아요. 찍지 말았어야 한다는 말은, 여자는 몸과 행동거지를 조심해야 한다는 고정관념을 강화하고 범죄자에게 면죄부를 제공합니다. 디지털 성범죄의 피해자가 대부분 여성이고, 많은 경우 헤어진 전 연인이 앙심을 품고 망신을 줄 목적으로 유포하는 현실을 생각해 볼 때 이러한 고정관념이 성범죄의 바탕에 깔려 있음을 알 수 있어요. 그래서 더더욱 피해자의 행동이 아닌 가해자의 범죄에 집중할 필요가 있어요.

일상의 행동이 범죄의 소재가 되다니

길거리나 화장실 등에서 불법으로 촬영한 영상물 또는 SNS나 졸업 앨범에 있는 평범한 사진을 성적인 이미지와 합성해서 만들어 낸 영상물을 올리는 범죄도 있어요. 최근에는 오랫동안 써 온 '몰카(몰래 찍은 카메라)'라는 가벼운 단어 대신에 중대한 범죄 행위라는 무게를 담아 '불법 촬영물' 또는 '성 착취물'이라고 표현하는 추세예요. 이러한 범죄는 누가 언제 범죄의 희생양이 될지 알 수 없고, 공중 화장실을 이용하거나 SNS를 하는 등 아주 평범한 일상의 행동까지 범죄의 표적이 된다는 점에서 많은 여성의 두려움과 분노를 불러일으켰어요.

딥페이크
인공지능을 기반으로 한 이미지 합성 기술로, 특정 인물의 얼굴과 몸을 성적인 이미지나 영상물 등에 합성하는 범죄에 악용되고 있어요.

이러한 영상물은 모두 여성의 몸을 돈벌이 수단으로 여기거나 놀잇감으로 소비한다는 문제를 안고 있어요. 특히 우리나라는 성 착취물 제작 자체가 불법임에도 양형 기준이 제대로 정해져 있지 않은 탓에 미미하게 처벌받거나 아예 처벌받지 않은 경우가 많았어요. 불법 촬영물을 보지 않고 올리지도 않는 개인적인 실천도 중요하며, 아울러 범죄에 가담한 모든 이들이 제대로 처벌받을 수 있게끔 법과 제도를 개선하는 데 관심을 기울여야 해요.

디지털 그루밍

누가 범죄를 저지를 사람인지를 알아차리기란 어려워요. 간혹 사람들은 오히려 가깝지 않은 사람에게 속마음을 털어놓는 경우가 있죠. 나를 속속들이 알고 있는 가족보다, 매일 같이 붙어 다니는 친구보다, 가끔은 SNS에서 알게 된 낯선 사람과 더 편하게 대화하게 돼요. 그런데 이런 상황을 악용하는 사람들이 있어요. 편하게 말을 걸고 소소한 부탁을 들어주며 경계심을 늦춘 뒤 조금씩 무리한 요구를 하는 거죠. '친해진 데다 도움까지 받았으니 나도 무언가를 해 줘야 하나?'라는 마음에서 요구에 응하기도 하고, 오랫동안 이야기를 나누면서 너무 많은 개인 정보를 알려 준 탓에 찾아와서 협박하거나 내 신상을 어딘가에 공개할까 봐 두려워 어쩔 수 없이 요구에 응하기도 해요.

이러한 디지털 그루밍은 주로 어린이나 청소년을 범죄의 대상으로 삼아요. 연령이 낮을 때는 타인에게 친절해야 한다는 고정관념이 강하고 다양한 인간관계를 맺어 본 경험이 적어서 무리한 부탁의 경계가 어디까지인지를 정확히 알지 못해요. 그래서 이들은 범죄의 대상이 되고도 피해 사실을 깨닫지 못하는 경우가 많아요.

디지털 성범죄에 맞서는 법

우리는 타인의 말이나 행동에 대한 자신의 느낌을 빠르고 정확하게 깨달아 이를 위험 신호로 활용할 수 있도록 훈련할 필요가 있어요. 거절하지 못하는 착한 사람이 되어 위험에 빠지는 것보다 자신을 지킬 줄 아는 예민한 사람이 되는 편이 더 안전하죠. 그루밍 성범죄를 저지르는 사람의 대다수가 SNS나 채팅 애플리케이션으로 접근하므로, 이런 서비스를 이용할 때는 신경을 더욱 높이 곤두세워야 해요.

어떤 사람이 SNS의 다이렉트 메시지나 오픈 채팅방, 채팅 애플리케이션 등을 통해 협박한다면, 응하지 말고 곧바로 대화를 끝내세요. 시키는 대로 하지 않으면 휴대폰 속의 모든 사진과 대화를 해킹해 주변에 뿌리겠다든가, 한 번만 만나 주면 그동안 나눈 성적 대화를 지우겠다든가, 원하는 몸 사진을 보내 주면 더는 괴롭히지 않겠다는 등 실제 그루밍 성범죄 사례에서 이루어진 협박은 대부분 한 차례로 그치지 않았어요. 오히려 점점 더 노골적인 성행위를 강요하거나 심지어는 성매매로 신고하겠다고 되레 협박하기도 하죠.

이러한 상황에 놓였을 때는 절대 혼자서 해결하려 하지 말고 주변에 적극적으로 도움을 요청하세요. 부모님이나 친구에게 알리고 싶지 않다면 전문 기관의 도움을 받아 해결할 수도 있어요. 만약 상대방이 용돈이나 식사를 제공했다는 이유를 들어 성매매 또는 조건 만남으로 신고하겠다고 협박해도 넘어가지 마세요. 청소년 성매매 피해자는 처벌받지 않아요.

하지만 사실 모든 범죄는 당하는 사람이 조심하는 것만으로는 해결할 수 없어요. 가해자가 행동을 멈춰야 비로소 범죄가 없어지죠. 따라서 자기가 절대 잡히지 않는다고 생각하는 가해자들을 잡아내서 법정에 세우는 일, 제대로 된 처벌을 해서 사회에 경각심을 울리는 일, 불법 촬영물은 호기심 때문이 아니라 인권 의식이 없어서 만드는 것임을 알리는 일 모두 중요해요.

안전한 디지털 생활 지침

① 비밀번호는 다른 누구와도 공유하지 말고 주기적으로 변경해요.

② 스마트폰은 비밀번호나 지문 인식 등을 설정해 보호해요.

③ 웹상에 개인적인 사진이나 정보를 올리기 전에 공개해도 되는 정보인지 다시 한번 생각해요.

④ P2P(peer to peer) 공유 폴더에 개인 정보를 저장하지 않아요.

⑤ 온라인에서 만난 낯선 사람과는 성적인 대화를 되도록 피해요.

⑥ 온라인에서 만난 사람과 개인적인 사진이나 정보를 함부로 공유하지 않아요.

⑦ 온라인 지인과 오프라인에서 처음 만난다면, 공공장소에서 친구와 함께 만나거나 부모님이나 친구에게 미리 알려 둬요.

⑧ 디지털 폭력 피해를 입었다면 즉시 보호자에게 알리고, 문제 해결을 도와줄 기관에 적극적으로 도움을 요청해요.

여성긴급전화		1366 (24시간 상담 가능)
한국사이버성폭력대응센터	http://cyber-lion.com	02-817-7959
청소년사이버상담센터 1388	https://www.cyber1388.kr:447/	1388 (문자 상담 #1388)
디지털성범죄피해자지원센터	https://d4u.stop.or.kr	02-735-8994
한국성폭력상담소	http://www.sisters.or.kr	02-338-5801
한국여성인권진흥원 카카오 상담		카카오톡 검색창에 'women1366' 검색

"이건 제 질이에요!"

〈오티스의 비밀상담소〉라는 드라마가 있어요. 아쉽게도 청소년 관람 불가여서 여러분은 볼 수 없겠지만 살짝 소개하고 싶은 에피소드가 있답니다.

어느 날 전교생 모두가 커다란 음순 사진을 메시지로 받아요. 당연히 학교가 발칵 뒤집혔죠. 누구는 범인을 잡겠다고 나서고, 누구는 아무개의 몸 아니냐고 수군거려요. 휴대폰을 몰래 감추는 사람과 불법 촬영물을 모으던 사람이 나오고, 학교는 유포자를 찾아 법적으로 대응하겠다고 전교생에게 경고합니다. 여기까지는 뻔한 이야기죠.

그런데 반전이 일어납니다. 모두가 모인 강당에서 한 여학생이 "이건 제 질이에요!"라고 떨리는 목소리로 외친 거예요. 사실 자기 사진이 아니었는데도 말이죠. 그러자 연이어 다른 학생들이 일어나 서로 자기 사진이라고 주장합니다.

이를 지켜보던 교장은 사진이 한 장인데 어떻게 주인이 여럿이냐고 화내지만, 학생들은 멈추지 않고 연달아 일어나 "우리는 모두 질이 있고 그 사진은 내 사진이다!"라고 외쳐요. 처음 메시지를 받았을 때 사진 속 몸이 자신이라는 사실이 알려질까 전전긍긍하던 당사자는 서로 내 질이라고 주장하는 여학생 가운데 한 명이 되어 익명을 보장받아요. 또 '누군가의 은밀한 부위를 찍은 사진'은 더 이상 부끄러워할 이유가 없는 우리 모두의 '생물학적 질' 사진이 되어 버리죠.

이 에피소드는 디지털 성범죄가 발생했을 때 제3자가 어떻게 행동해야 하는지를 잘 보여 줍니다. 피해자가 평범한 일상을 이어 갈 수 있게 돕고, 피해자가 누구인지 궁금해하지 않는 태도 말이에요.

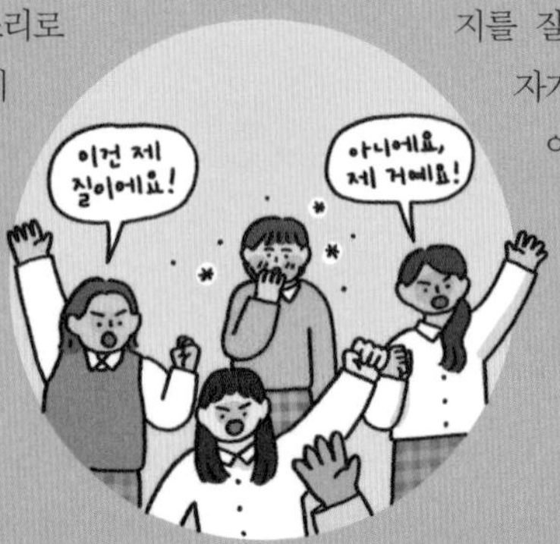

부록

내 몸을 돌보는 습관

산부인과 검진받기

건강한 생활 습관 만들기

내 몸 긍정하기

산부인과 검진받기

산부인과는 왜 가야 하나요?

"병원에 가는 건 언제나 싫지만, 특히 이상한 치마를 두르고 굴욕 의자(내진 의자)에 누워야 하는 산부인과가 세상에서 제일 싫어요." 산부인과 의사인 제가 종종 듣는 이야기예요. 마치 괴담처럼 떠돌아다니는 산부인과에 관한 부정적인 이야기를 들었다면 산부인과에 가기 겁날지도 몰라요. 막연한 두려움을 없애려면 산부인과가 어떤 곳인지, 언제 산부인과에 가야 하는지 확실히 알아 둘 필요가 있어요.

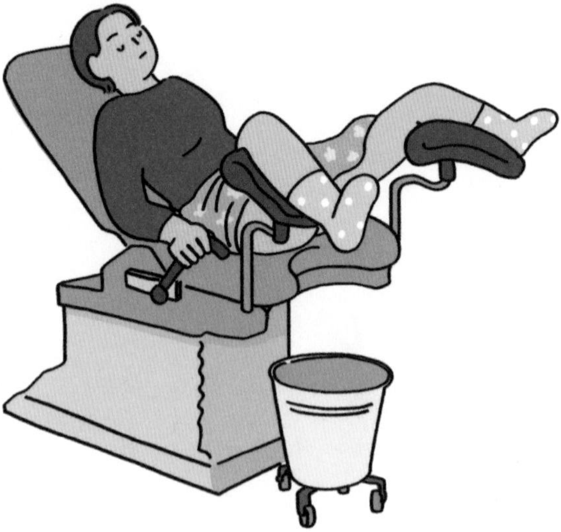

흔히 산부인과를 임산부만을 위한 병원이라 생각하기 쉬운데, 전혀 그렇지 않아요. 산부인과는 여성의 건강을 전문적으로 살피는 곳이며, 여성의 성기, 생식기, 월경, 임신, 출산과 관련된 모든 부분을 다뤄요. 그래서 최근에는 '산부인과'라는 명칭을 '여성의학과'로 바꿔 달라는 목소리가 높아지고 있어요. 당연히 십 대 여성도 언제든 찾을 수 있는 곳이죠.

본문에서도 이야기했지만, 다음과 같은 경우에는 꼭 산부인과를 찾도록 해요.

★ 만 8세 이전에 가슴이 발달한 경우

★ 만 15세까지 월경을 하지 않거나 가슴이 발달한 지 2년이 지나도 월경을 하지 않은 경우

★ 초경 뒤 6년이 지났는데도 주기가 불규칙한 경우

★ 규칙적으로 월경을 하다가 갑자기 멈춘 경우

★ 생리대를 1~2시간에 한 번 이상, 하루에 대형 패드 4~5장 이상 교체해야 할 정도로 월경 양이 많은 경우

★ 월경통이 너무 심해서 학교생활이나 일상생활이 어려운 경우

★ 소변을 보거나 성관계를 할 때 성기가 아픈 경우

★ 외음부에 혹, 사마귀, 아픈 물집, 빨간 점이 생긴 경우

산부인과 검진은 어떻게 하나요?

어떤 산부인과는 취약한 상황의 환자에게 충분한 설명 없이 과잉 진료

를 하기도 해요. 과잉 진료를 피하려면 산부인과 검진이 실제로 어떻게 이루어지는지 제대로 알아야 해요. 일어날 일을 미리 알고 마음의 준비를 하면 좀 더 합리적인 결정을 내릴 수 있을 거예요. 병원을 찾은 이유에 따라 각기 다른 검사가 이루어지는데, 모든 검사가 10분도 채 걸리지 않아요. 긴장을 풀고 몸의 힘을 뺄수록 편안하게 검사를 받을 수 있어요. 물론 검사 도중이라도 아프거나 불편하면 의사에게 말하고 검사를 멈출 수 있어요.

기본 문진

산부인과에 가면 기본적으로 질병력, 가족력, 사회력, 과거력을 물어봐요. 질병력은 지금까지 경험한 병의 종류를, 가족력은 가족이나 친척의 건강 상태와 질환 내력을 뜻해요. 사회력은 직업, 흡연이나 음주 여부, 신체 활동과 성 활동 상태를 알아보는 거예요. 현재 파트너가 있는지, 파트너가 여성인지 남성인지, 피임과 성매개감염 예방을 하고 있는지 등을 확인하죠. 과거력은 월경의 주기·양·기간, 월경통의 정도, 월경전증후군 여부, 임신·유산·출산 경험 여부, 자궁경부암과 유방암 검진을 받은 적이 있는지 등을 확인해요.

그러니까 산부인과에 처음 방문했을 때 최근 월경을 언제 했는지, 성관계 경험이 있는지 등을 물어봐도 놀라지 마세요. 산부인과를 방문하는 누구든 기본적으로 같은 질문을 받으니까요. 그리고 병원에서 나눈 모든 이야기는 의사와 여러분 사이의 비밀이에요. 환자가 동의하지 않으면 의사는 아무에게도 환자의 이야기를 할 수 없거든요. 심지어 부모님이나 선생님에게도요(단, 환자가 성폭력을 당했거나 위험한 상황이라면 의사가 경찰이나 아동 보호 기관에 연락해야 할 수도 있어요).

기본 문진에서 확인한 내용에 따라 어떤 검사를 받을지 정해져요. 산부인과 검사를 받을 때는 내진 의자에 누워서 다리를 양옆으로 벌려야 해요. 성 경험이 없어서 질 내 검사를 하지 않고 배로 초음파 검사를 하는 경우에는 똑바로 누워 검사하기도 해요.

질경 검사

질경 검사는 질 내부와 자궁경부 입구를 관찰하기 위해 오리 주둥이 모양의 기구를 질 내에 삽입하는 검사예요. 자궁경부암 검사나 질염 검사, 그 밖에 출혈이나 조기 양막 파수 같은 상황에서도 시행하는 산부인과의 기본 검사법이죠.

보통은 다회용 스테인리스 질경을 고온 고압에 소독해서 사용하지만, 최근에는 일회용 플라스틱 질경을 사용하기도 해요. 질경은 사이즈가 다양한데, 제일 작은 사이즈는 새끼손가락 정도의 굵기여서 탐폰이나 손가락을 삽입한 경험이 있다면 사용할 수 있어요.

물론 질경 검사를 누구나 무조건 받아야 하는 건 아니에요. 질경 삽입이 어려운 어린아이나 청소년은 면봉으로 분비물 채취만 하기도 해요.

이경(귓속을 들여다보는 검사 기구)이나 비경(콧속을 들여다보는 검사 기구)으로 검사를 받을 때처럼 질경 검사도 불편할 수 있어요. 하지만 적당한 사이즈의 질경과 물 등의 윤활제를 사용하면 통증을 최소화할 수 있답니다. 처음 질경 검사를 받았을 때 너무 아팠다면, 다음에는 의사에게 작은 사이즈의 질경과 윤활제를 요청하면 돼요.

내진 검사, 골반 검사

내진 검사와 골반 검사는 의사가 양손으로 자궁과 난소를 촉진하는 검사예요. 난소나 자궁에 작게 뭉친 덩어리가 있는지, 분만이 진행 중일 때 자궁 경부가 얼마나 열렸는지 등을 확인하죠. 한 손가락 또는 두 손가락을 질 안에 넣고, 나머지 한 손은 배 위에 올려 자궁과 난소를 누르면서 상태를 파악해요. 최근에는 초음파 검사가 일반화해서 촉진 검사가 많이 줄었지만, 자궁경부암이 의심되거나 분만이 진행 중인 환자는 필수적으로 받는 검사예요.

초음파 검사

골반 내부의 장기(자궁, 난관, 난소, 방광, 요도, 골반저근, 골반 내 혈관 등) 상태를 확인하는 검사예요. 월경불순이나 자궁근종, 자궁경부암 등의 부인과 질환을 검사할 때는 주로 질 초음파를 보고, 임신 초기에는 질 초음파, 10주 이후에는 배 초음파를 봐요. 질 내 삽입 경험이 없는 환자는 배 초음파나 항문 초음파, 회음부 초음파 검사를 하는데, 자궁 난소의 상태를 더 정확히 관찰할 수 있는 검사는 항문 초음파나 회음부 초음파로 질 초음파와 거의 비슷한 정확도를 보여요. 질 초음파 검사 장비는 엄지손가락 정도의 굵기여서 탐폰이나 월경 컵을 사용한 적이 있다면 쉽게 받을 수 있어요.

자궁경부암 세포진 검사

자궁경부암 검사, 자궁경부암 세포진 검사, Pap 검사 등 여러 이름으로 불려요. 자궁경부 세포를 브러시로 살짝 닦아 내어 현미경으로 이상 세포가 없는지 확인하는 검사법이에요. 자궁경부암은 HPV 바이러스가 자궁경부에 들어가 감염이 일어나고 이상 세포가 생기면서 발생하는 암이에요. 그래서 삽입 성관계 경험이 있거나 손가락, 탐폰, 월경 컵을 질 내에 삽입한 경험이 있다면 만 20세 이후부터 2년에 한 번씩 검사를 받는 게 좋아요. 국가 암 검진 사업에서도 무료로 시행하고 있어요.

산부인과에서 "성 경험이 있나요?"라는 질문을 받았다면?

성 경험 여부는 질 초음파나 질경 검사를 할 수 있을지, 어떤 검사가 필요할지 등을 파악하려고 산부인과에서 기본적으로 확인하는 사항이에요. 그런데 이 질문을 받으면 대부분 머릿속이 어지러워지죠. '손가락으로 클리토리스만 만졌는데 성 경험이 있다고 해야 할까?' '질에 손가락을 넣은 것도 성 경험일까?' '여자 친구랑 성관계를 한 사실도 말해야 할까?' 이때 돌려 말하지 말고 필요한 정보만 간결하고 분명하게 이야기하면 돼요. "손가락을 질 안에 넣은 적은 있어요." "남성 성기가 삽입된 적은 없지만 탐폰이랑 월경 컵은 써 봤어요." "자궁경부암 검사를 받은 적이 있어서 검사받을 수 있어요." 같은 식으로요.

건강한 생활 습관 만들기

내일을 위한 오늘의 식습관

몸과 마음은 연결되어 있다고 하죠. 몸이 건강하고 활력 있을 때 마음도 안정돼요. 몸이 아프면 우울하고 만사가 귀찮아지고요. 그래서 내 몸을 돌보는 습관을 들여야 해요.

특히 청소년 여러분에게 영양소는 정말 중요해요. 폭풍 성장이 일어나고 2차성징이 발달하는 데 많은 에너지가 쓰이는 것은 물론, 충분한 영양소를 섭취해서 뼛속 칼슘과 두뇌 인지질을 충분히 만들어 놓아야 평생 사용할 수 있거든요. 또 지금 어떤 음식을 먹는지가 앞으로의 식습관에 큰 영향을 주기도 하죠. 사춘기 동안에는 성인 키의 25퍼센트, 체중의 50퍼센트가 늘어요. 성장과 대사, 활발한 신체 활동을 위해서는 하루에 2200킬로칼로리 정도의 열량을 섭취하는 걸 권장해요. 만약 운동량과 신체 활동이 적다면 1600~2000킬로칼로리 정도로 줄여도 돼요.

충분한 영양소를 섭취하는 아홉 가지 방법을 소개할게요.

식사 시간에는 음식에만 집중하기

식사 시간에 동영상을 보는 등 딴짓을 하면 음식을 제대로 씹지 않고 삼키게 돼요. 그러다 보면 얼마나 먹었는지도 알아차리지 못하고 계속 먹게 되지요. 음식을 충분히 씹고 오롯이 즐기면서 먹도록 해요. 정 급할 때는 먹을 양을 정해 놓고 식사하는 게 좋아요.

아침 먹기

거의 모든 영양학자가 혈당 수치를 높이는 아침 식사를 권장해요. 오전 시간 동안의 활동에 필요한 탄수화물과 식이섬유 위주로 먹는 것이 좋아요.

식사 거르지 않기

식사를 거르면 다음 끼니에 과식하기 쉽죠. 영양학자들은 일정하고 풍부한 열량을 섭취하려면 적은 양의 음식을 자주 먹는 편이 좋다고 해요. 저녁보다는 하루의 중간인 점심에 넉넉히 먹는 게 좋아요.

과일과 채소 챙겨 먹기

과일과 채소를 충분히 섭취한 사람은 그렇지 않은 사람보다 비만, 암, 심장질환, 심장마비에 걸릴 위험이 낮다는 연구 결과가 있어요.

철분 섭취하기

월경을 할 때는 빈혈이 생기기 쉬우므로 철분 섭취가 특히 중요해요. 철분이 풍부한 음식으로는 감자, 달걀, 정제되지 않은 곡류 등이 있어요.

토마토, 딸기, 양배추 등의 과채류도 철분 흡수를 돕는 비타민 C가 많이 함유되어 있어 추천해요.

물 마시기

하루에 물을 여덟 잔씩 마시는 게 좋아요. 수분은 영양소를 신체 각 부위로 전달하고, 노폐물과 환경호르몬을 배출하고, 피부와 관절을 부드럽게 하는 등의 역할을 한답니다.

트랜스 지방 피하기

마가린, 쇼트닝 같은 고체 지방을 경화유라고 해요. 그런데 액체인 식물성 지방을 굳히기 위해 수소를 넣어 안정화하는 과정에서 트랜스 지방이라는 물질이 생겨요. 트랜스 지방이 늘어나면 혈중 콜레스테롤 농도가 높아지고 혈관 벽에 지방이 쌓여 고혈압과 성인병의 위험성이 커져요. 마가린이나 쇼트닝은 버터보다 저렴해서 쿠키나 파이를 만드는 데 흔히 쓰여요. 그러니 이런 음식은 가끔이라면 몰라도 자주 먹는 건 좋지 않아요.

패스트푸드 섭취 줄이기

값싸고 빨리 먹을 수 있게 만든 음식은 대개 영양가는 거의 없고 기름과 설탕, 소금이 과도하게 들어가 열량이 높아요. 패스트푸드점이나 편의점, 분식집에서 쉽고 빠르게 먹을 수 있는 음식은 대부분 혈액 속 당분을 빠르게 올려 당장은 배부르고 기분 좋게 만들어요. 하지만 이런 음식을 자주 먹으면 성장과 발달에 필요한 영양이 부족해져요. 에너지를 담당하는 지방과 당분 외에 피부와 근육을 만드는 단백질, 우리 몸을 생기 있게 만드는 비타민과 미네랄도 필요하거든요.

특히 패스트푸드점에서 햄버거와 감자튀김, 콜라를 세트로 주문해 먹으면, 하루에 필요한 열량을 훌쩍 넘기기 쉬워요. 배부른데도 음식이 눈앞에 있으면 자꾸 먹게 되고, 그러다 보면 필요량보다 과하게 먹기 마련이죠. 패스트푸드를 먹더라도 가능하면 단품으로 먹는 습관을 들이는 게 좋아요. 아니면 채소가 들어간 통밀빵 샌드위치나 토르티야랩처럼 좀 더 건강한 음식을 선택하는 건 어때요?

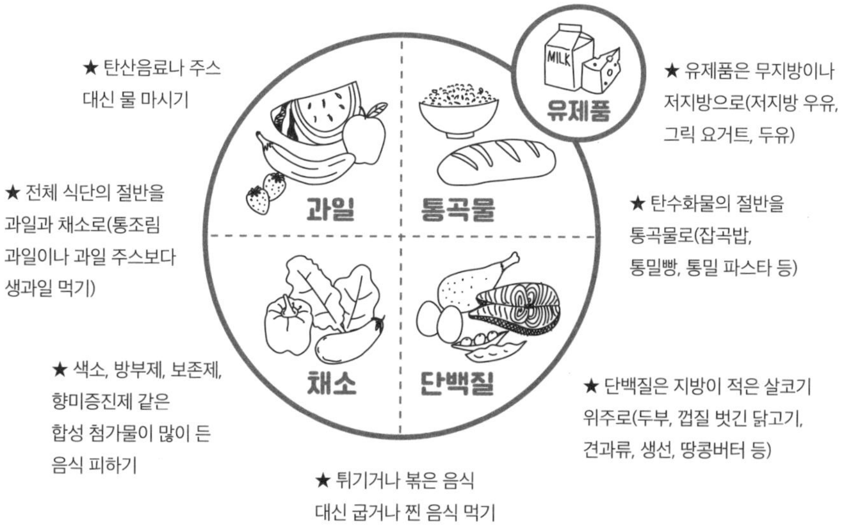

영양실과 적극적으로 소통하기

학교 영양실마다 급식 건의함이 있어요. 맛있는 식단도 좋지만, 건강한 식단도 제안해 보세요. “일주일에 하루는 채식 식단으로 짜 주세요.” “채소 반찬을 다양한 방식으로 조리해 주세요.” “과일 주스 말고 생과일로 주세요.” 학교의 주인은 여러분이에요. 여러분이 계속 지켜보고 있다고 이야기해야 해요. 가끔 인터넷에 올라온 부실한 급식 사진을 본 적이 있을 거예요. 급식이 너무 부실하면 영양실에 적극 건의해 봐요. 그래도 나아지지 않는다면, 조금 용기가 필요하겠지만 교육청이나 온라인 커뮤니티 등에 문제를 제기해 볼 수 있어요.

즐거운 몸을 만드는 운동의 원칙

규칙적인 운동과 신체 활동 그리고 수면은 건강한 몸과 마음을 위해 빠뜨릴 수 없는 조건이죠. 강인한 체력과 충분한 휴식은 면역력을 높일 뿐만 아니라 일상에 활기를 더해 준답니다.

운동선수가 될 것도 아닌데 왜 운동을 해야 할까요? 운동에는 엄청난 이점이 있어요. 아동·청소년기에 얼마나 많이 활동하고 운동하는지에 따라 성인이 되어 골다공증이나 심혈관 질환(심장마비, 뇌졸중, 고혈압 등)에 걸릴 확률과 평생의 근육량이 좌우되거든요. 신체 활동을 할 때 분비되는 호르몬과 신경 전달 물질은 불안한 마음이나 스트레스를 낮추는 효과가 있어 우울증이나 불안 장애에 걸릴 위험도 낮아지고요. 심지어 기억력과 수행력, 운동 신경까지 발달해요.

어떻게 하면 건강한('날씬한'이 아니에요!) 몸을 유지할 수 있을지 알아볼까요?

매일 한 시간 이상씩

세계보건기구(WHO)는 만 5~17세 아동·청소년에게 매일 한 시간 이상씩 중등도 이상의 유산소운동을 하고, 일주일에 3번 이상은 격렬한 운동을 하라고 권해요(중등도 이상의 운동은 숨이 차고 심장박동 수가 높아지는 운동이에요). 날마다 한 시간 넘게 운동하기에는 너무 바쁘다고요? 하지만 유튜브나 SNS를 볼 때 한두 시간이 훌쩍 지나가는 걸 생각하면 그렇게 긴 시간은 아니에요. 2020년 세계보건기구에서 이 권고를 발표했을 때, 우리나라 청소년 가운데 이 목표를 달성하지 못한 비율은 94.2퍼센트나 되었어요. 특히 대면 수업이 줄어들고 스마트폰과 미디어가 발달하면서 운동량이 점점 더 줄고 있죠.

즐거운 습관으로 만들기

운동은 단기간이 아니라 일상적으로 해야 해요. 그러려면 무엇보다 운동을 즐길 수 있어야 해요. 땀이 나도록 달리기를 하고 시원한 물 들이켜기, 마음에 드는 멋진 운동복 장만하기 등 운동이 즐거워지는 계기를 찾아봐요. 운동을 꾸준히 하다 보면 피부나 장운동 개선, 월경통 완화 등

몸의 변화를 느끼게 되어 운동하는 시간이 더욱 즐거워질 거예요.

★ 좋아하는 음악 들으면서 운동하기

★ 재미있어 보이는 운동에 도전하기

★ 엘리베이터를 타는 대신 계단 오르기

★ 하루에 운동 시간 60분을 채우기 위한 계획 짜기(ex. 반려견과 함께 뛰듯이 산책하기 20분 / 학교 갈 때 걷거나 뛰기 10분 / 드라마 보면서 러닝머신이나 스테퍼, 홈트레이닝 하기 30분)

★ 한 달 운동 목표를 세우고 달성했을 때 나에게 선물하기

★ 조급해하지 말고 천천히 습관 바꾸기

적게 먹기보다 많이 움직이기

가끔 "그냥 덜 먹고 운동 안 하면 안 돼요?"라고 묻는 청소년들이 있어요. 여러분도 평소 잘 움직이지 않으면 살이 찌는 것 같아서 덜 먹는 때가 많을 거예요. 그러면 에너지가 부족해져서 더 움직이지 않는 악순환에 빠지기 쉬워요.

음식은 우리 몸이 하루를 잘 보내게 돕는 배터리예요. 움직임뿐만 아니라 숨 쉬고, 심장이 뛰고, 생각하고, 공부하는 모든 일에 에너지가 필요해요. 그래서 너무 적게 먹으면 기본적인 대사와 일상생활이 어려워져요. 먹는 양부터 조절하기보다는 활동량을 늘리면서 몸이 필요로 하는 만큼 식사량을 조절해 나가는 게 좋아요.

무리한 다이어트는 금물

헬스장에서 흔히 '갈라진 근육' '체지방율 7퍼센트' 같은 문구가 쓰인 광고를 볼 수 있죠. 하지만 실제로 체지방율이 7퍼센트가 된다면, 피부가 버석버석해지고 월경이 멈출 거예요. "몸무게가 몇 킬로그램이어야 건강한가요?" "체지방율은 몇 퍼센트가 좋아요?" 등의 질문을 종종 받는데, 몸무게와 체질량 지수, 체지방율 같은 기준은 모든 사람에게 절대적으로 적용되는 수치가 아니에요. 측정 기기의 정확도도 확신할 수 없고요. 건강의 기준은 평소 규칙적으로 월경을 하는지, 건강한 식습관을 가졌는지, 충분히 활동하고 수면하는지, 잘 걷고 달릴 수 있는지 등에 달려 있어요. 이 질문들에 "네."라고 대답할 수 있다면 체중계를 들여다볼 필요가 없어요.

제일 나쁜 다이어트는 무조건 굶거나 한 가지 음식만 먹거나 탄수화물을 완전히 끊는 거예요. 보통 이렇게 무리한 다이어트를 하면 배가 고파서 나중에 폭식하기 쉬워요. 또 청소년기에 필요한 영양소가 부족해져서 성장과 발달, 기분에 영향을 줄 수 있고요.

그 밖에도 잘못된 다이어트로 건강을 해치는 경우가 많아요. 예를 들어 식욕을 조절하려고 담배를 피운다면 멈춰야 해요. 흡연은 1급 발암 물질인 데다 심혈관 질환과 골다공증 등 만병의 근원이에요. 또 변비약을 습관적으로 먹으면 안 돼요. 다이어트를 하면 변비가 생기기 쉬운데, 변비약은 장을 억지로 쥐어짜는 원리라서 계속 복용했다가는 나중에는 장이 스스로 움직이지 않아요. 변비약 대신에 물을 많이 마시고 식이섬유가 많은 채소나 말린 자두, 오트밀을 먹어요.

애플리케이션 활용하기

요즘에는 운동에 도움이 되는 애플리케이션이 많이 나와 있어요. 다양한 애플리케이션을 활용해서 게임 퀘스트를 수행하듯이 운동을 해 봐요.

★ **캐시워크**: 100걸음당 1캐시를 줘서 운동에 동기를 부여해 줘요.

★ **Charity miles**: 달리는 거리만큼 후원금으로 환산되어 유니세프나 비영리 기구에 기부할 수 있어요.

★ **다이어트신**(dietshin), **야지오**(YAZIO): 칼로리를 계산해서 하루에 얼마나 먹었는지 확인할 수 있어요. 식단과 운동 영상도 제공해요. 공산품이면 바코드를 스캔해서 소금이나 트랜스 지방이 얼마나 들어 있는지 확인할 수도 있어요.

★ **워커**(walkr): 걸어서 생긴 에너지로 아기자기한 우주 행성을 탐험하는 게임이에요. 다른 이용자와 서로 에너지를 주고받을 수 있어서 친구들과 함께 즐기기 좋아요.

내 몸 긍정하기

몸에 정답은 없어요

새 옷을 입었는데 왠지 내가 상상한 모습과 다르다는 느낌이 들 때, 연예인이나 인플루언서의 SNS를 보다가 거울에 비친 내 모습을 볼 때, 엄청난 열량으로 악명 높은 디저트를 맛있게 먹고 난 뒤 후회가 밀려올 때 우리는 몸에 대한 고민에 빠지곤 해요. 때로 그 고민은 가벼운 투정을 넘어 심각한 자기혐오로 이어지기도 하고요. 우리의 몸은 본래 저마다 다르다는 사실을 알면서도 '지금보다 마르면 더 예뻐 보이지 않을까, 더 행복해지지 않을까?' 하는 상상에 쉽게 빠져들죠. 이런 고민을 완벽하게 없애 버리기는 쉽지 않습니다. 미디어에는 늘 평균보다 마른 여성들이 등장하며 당장 다이어트를 시작하라고 부추기죠.

거식증이나 폭식증 같은 식이 장애를 앓는 환자의 수가 점점 늘어나고, 그 연령대가 계속 낮아지고 있다고 해요. 마른 몸을 유지해야 한다는 강박이 여성들의 삶과 건강을 심각하게 해치고 있죠. 이런 우려 끝에 등장한 '내 몸 긍정하기(보디 포지티브)' 운동은 그 어떤 몸도 괜찮다고 말해요. 몸에 정답은 없으며, 우리의 모든 몸은 존중받아 마땅하다고 말이에요. 여성이라면 당연히 마른 몸을 유지해야 한다고 말하는 사회에서 흔들리지 않고 내 몸을 있는 그대로 긍정하기 위해 다음과 같은 행동을 제안해요.

신나게 몸 움직이기

큰 시험을 앞두고 있거나 거짓말을 했을 때 허리와 어깨가 안으로 굽고 몸이 움츠러드는 걸 경험한 적이 있을 거예요. 반대로 몸을 쭉 펴서 스트레칭을 하고 나면 마음이 편안해지죠.

우리의 몸과 감정은 이렇듯 가깝게 연결되어 있습니다. 고민거리를 털어 내고 나면 발걸음이 가볍게 느껴지는 것도 이 때문이에요. 내 몸을 잘 알고 잘 쓰는 법은 내 마음을 잘 다루는 법과 같죠. 가수이자 배우 아이유는 기분이 좋지 않을 때는 어떻게 하냐는 팬의 질문에, 그럴 때일수록 우울한 기분에 빠지지 않으려고 돌아다니거나 설거지를 하며 몸을 더 많이 움직인다고 대답했어요.

몸을 격렬하게 움직이는 행위는 항우울제 일부를 대체할 수 있다는 사실이 과학적으로도 증명되었다고 해요. 몸에 대해 부정적인 감정이 들 때마다 신나게 몸을 움직여 봐요. 숨이 차도록 달리든 음악에 맞춰 춤을 추든 뭐든 좋아요. 몸을 한껏 움직이고 난 뒤에 호흡이 달라지고 기분이 바뀌는 느낌을 충분히 즐겨 보세요. 누구의 것도 아닌 나의 몸, 어느 누구도 함부로 평가하거나 미워할 수 없는 내 몸과 좋은 관계를 쌓아 가게 될 거예요.

다양한 몸 만나기

크리에이터 치도(박이슬)는 내추럴 사이즈 모델이에요. 키 크고 마를수록 쇼에 등장할 기회가 늘어나는 패션업계에서 고군분투하는, 지극히 평범한 몸을 가진 모델이죠. 사실 마른 사람만이 패션에 관심이 있고 옷을 좋아하는 건 아닐 텐데, 패션업계에서는 건강에 무리가 갈 정도의 마른 몸이어야만 화려한 스포트라이트를 받을 수 있어요. 치도 씨는 왜 평범한 몸은 패션업계에서 밀려날 수밖에 없는지 고민하다가 스스로 내추럴 사이즈 모델이 됐어요. 평범한 몸에 어울리는 다양한 코디를 알려 주고, 인터뷰나 책을 통해 보디 포지티브 운동을 소개해요.

미디어에 등장하는 사람들은 평균보다 마른 경우가 많아요. 그들을 자꾸 보다 보면 나만 빼고 이 세상 모든 사람의 몸에 지방이라는 게 조금도 없는 것처럼 느껴지죠. 일부러라도 평범한 몸의 이야기를 찾아봐요. 현실의 몸과 너무도 다른 바비 인형에 반기를 들고 나타난 래밀리(Lamily) 인형을 아세요? 허리가 잘록한 드레스를 입고 하이힐을 신은 늘씬한 인형이 아니라 평범한 셔츠와 반바지를 입고 여드름과 튼 살을 가진 래밀리는 낯설면서도 친근하죠. 우리의 몸을 그대로 드러내고 표현할수록 몸 때문에 고민하는 사람들이 줄어들 거예요.

몸에 관해 말하지 않는 일주일 보내기

"살 빠졌구나." "눈썹이 예쁘네." "정말 날씬하다." 같은 말들은 분명 칭찬이에요. 그런데 외모를 칭찬하는 말을 반복적으로 듣는 사람은 자연스레 그 상태를 계속 유지해야겠다고 생각하게 돼요. 사람은 사회적 존재이고 타인의 칭찬은 특정 행동을 하게 만드는 동기가 되거든요. 반대로 이런 말을 듣지 못하는 사람은 나도 외모를 가꿔야겠다는 생각을 하거나, 나는 칭찬받을 만한 모습이 아니구나 하고 낙담해요.

몸을 비난하는 말뿐만 아니라 칭찬하는 말 역시 우리 몸을 존중하지 못하게 만들어요. 외모를 평가하는 문화에 저항하는 의미에서 나부터 나와 다른 사람의 외모에 관해 말하지 않는 일주일을 보내 보면 어떨까요? 좋은 말, 나쁜 말 모두 포함해서요. 의식적으로 말하지 않으려 하다 보면, 의외로 많은 순간에 우리가 외모 이야기를 하고 있다는 사실을 깨달을 거예요. 외모에 관한 말을 멈출 때, 오히려 더 다양한 주제로 대화를 나눌 수 있답니다.

자기방어 훈련하기

대개 무섭거나 놀라는 일을 겪을 때 '얼어 버린다.'라는 표현을 쓰죠. 극도의 긴장 상태가 되면 온몸이 움츠러들고 이성도 같이 멈춰 버려요. 특히 예상치 못한 폭력적 상황을 마주한 사람들은 대부분 무엇을 어떻게 해야 할지 몰라 얼어 버리는 상태가 돼요.

그런데 만약 다양한 상황에 대처하는 법을 평소에 연습해 둔다면 어떨까요? 불쑥 다가오는 사람에게 저리 가라고 단호하게 말하는 연습, 기습할지 반격할지 아니면 도망칠지 판단하는 연습 말이에요.

자기방어 훈련이란 원치 않는 상황을 맞닥뜨렸을 때 우리 몸이 최적으로 움직일 수 있게 연습하는 거예요. 도망가거나 안전하게 거리를 확보하는 기술 등을 배우죠. 성폭력 상담소 같은 여성 단체나 '스쿨오브무브먼트' '프롬더바디' 같은 곳에서 강좌가 열린답니다.

몸에 관한 추천 콘텐츠

책	**『여자는 체력』, 박은지 지음, 메멘토, 2019.** 한때 체육 시간이 제일 싫었다던 저자는 이제 개개인에게 맞춤형 운동을 처방하는 운동 전문가가 됐어요. 사회가 여성의 몸을 대하는 잘못된 태도를 조목조목 비판하며 진짜 건강해지기 위한 몸 움직임을 제안해요.
	『곤 gone』, 수신지 지음, 귤프레스, 2019. '임신 중지를 한 여성들을 잡아가 감옥에 가둔다면?' 이런 상상으로 시작한 만화는 현실의 임신과 출산, 임신 중지, 육아를 대하는 우리 자신의 마음과 사회의 시선을 다시 들여다보게 해요.
	『무지개 성 상담소』, 동성애자인권연대 외 지음, 양철북, 2014. 오랜 시간 청소년 성소수자들과 그들의 주변인을 만나 상담하며 다양한 고민에 귀 기울여 온 저자들이 이들과 같은 고민을 하는 사람들에게 실질적인 도움을 주고자 기획한 책이에요.
	『우아하고 호쾌한 여자 축구』, 김혼비 지음, 민음사, 2018. 우연히 시작한 축구로 인해 몸에 관한 생각이 바뀌고 성별 고정관념이 가득한 사회에 맞서게 된 저자의 이야기에 깊이 공감하게 될 거예요.
	『오! 이토록 환상적인 우리 몸』, 소냐 아이스만 지음, 박종대 옮김, 우리학교. 2020. 우리 몸이 서로 얼마나 다르게 생겼는지, 얼마나 중요하고 놀라운 일을 하는지, 몸에 대한 우리의 판단과 평가가 시대와 상황에 따라 얼마나 달라질 수 있는지를 알려줘요.
웹툰	**〈여성전용헬스장 진달래짐〉, 유기 지음.** 우연히 헬스장이 있는 건물에서 살게 된 주인공이 운동을 시작하면서, 관장도 트레이너도 회원도 모두 여자들로 이루어진 조금 특별한 운동 센터의 이야기가 펼쳐져요.
	〈아기낳는만화〉, 쇼쇼 지음. 출산뿐만 아니라 임신 중에도 힘들고 아팠던 경험을 생생하게 담아냈어요. 여성이 임신과 출산 과정 동안 겪는 신체적·감정적 변화를 세밀하면서도 유머러스하게 그려 내고 있어요. 연작으로 <아이키우는만화>도 있어요.
다큐멘터리	**〈박강아름의 가장무도회〉, 박강아름 감독, 2015.** 감독이자 주인공인 박강아름은 애인이 생기지 않는 이유를 자기 외모 탓이라 여기고 다른 사람이 되어 보기로 해요. 실제로 사회가 요구하는 여성상이 되어 자신과 주변을 관찰하는 실험을 시작하죠.
	〈피리어드: 더 패드 프로젝트〉, 레이카 제타브치 감독, 2018. 여성의 월경에 대한 편견과 폭력적 관습이 남아 있는 인도의 어느 시골 마을 여성들이 생리대를 직접 만들고 홍보하고 팔기 시작하는 이야기를 담았어요.
	〈피의 연대기〉, 김보람 감독, 2018. 생리대와 생리컵의 역사, 사용 방법, 여성들의 월경 경험 등을 소개하며 여성의 몸과 월경에 관해 탐구하는 국내 다큐멘터리 영화예요.

팟캐스트	**〈말하는몸〉, 박선영·유지영 제작.** 여성 88명이 참여한 팟캐스트로 각자가 가진 몸에 대한 기억과 고민, 역사를 나눠요. 책으로도 출간되었어요.

참고 자료

아하!서울시립청소년성문화센터 '청소년을 위한 성적 동의' 영상	https://www.ahacenter.kr/data/publication/30613
캐나다 성교육 사이트	https://teachingsexualhealth.ca
	http://teenhealthsource.com
미국 성교육 사이트	https://amaze.org
이지앤모어(월경)	https://www.easeandmore.com
이브 블로그(월경, 섹스)	https://blog.naver.com/PostList.nhn?blogId=evecondoms&from=postList&categoryNo=60
모여라 월경컵(월경 컵 정보)	https://cups.kr/cups
안녕, 월경컵(월경 컵 정보)	https://www.instagram.com/hello.cups
월경컵 입문자를 위한 월경 컵 TMI북 무료 다운로드	https://lunacup.co.kr/Book
이브 콘돔(청소년 무료 콘돔 신청)	https://evecondoms.com/article/notice/1/5408/
성적권리와 재생산정의를 위한 센터 셰어 자료실 (파트너에게 성매개감염 말하기)	http://srhr.kr/2020/700

※ 그 외 서울시립십대여성건강센터 '나는봄' 등 각 지역 청소년 성 문화 센터에 문의할 수 있다.

내 몸을 알고 싶은 모든 십 대 여성에게
소녀×몸 교과서

초판 1쇄 펴낸날 2021년 7월 12일

지은이 윤정원 김민지
그린이 홍화정
펴낸이 홍지연
총괄본부장 김영숙
편집장 고영완
책임편집 정아름
편집 소이언 김선현 김미경
아트디렉팅&디자인 권석연
디자인 남희정 박태연
마케팅 강점원 최은
관리 정상희
인쇄 스크린그래픽

펴낸곳 ㈜우리학교
출판등록 제313-2009-26호 (2009년 1월 5일)
주소 03992 서울시 마포구 동교로 23길 32 2층
전화 02-6012-6094
팩스 02-6012-6092
홈페이지 www.woorischool.co.kr
이메일 woorischool@naver.com

ISBN 979-11-6755-002-6 43510